JN124190

生きる力を支える ケア

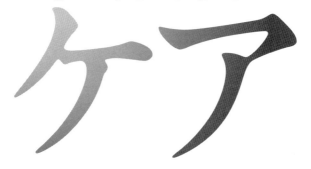

チーム美須賀の挑戦

重見美代子　編集

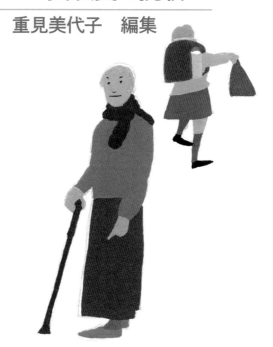

看護の科学新社

執筆者一覧 （登場順）

重見 美代子　看護部総師長

田中 宏明　院長

毎熊 唱子　看護部一般病棟看護師

田窪 紗希　看護部一般病棟看護師

小松 次郎　副院長

葛山 美和　看護部一般病棟看護師

羽倉 稔　看護部回復期リハビリ病棟看護師

大澤 幸子　看護部回復期リハビリ病棟師長

村上 みどり　看護部一般病棟看護師

大仁田 雅子　看護部一般病棟看護師

石丸 千賀子　元小学校教諭

藤堂 浩興　脳外科医師

越智 恭江　医療事務員

村上 康浩　看護部一般病棟師長

松原 利與子　看護部療養病棟主任

壷内 広美　看護部療養病棟主任

山本 万喜雄　愛媛大学名誉教授

森 智子　患者家族

小松 紀子　医師

鷹松 君枝　看護部一般病棟看護師

渡邊 美雪　回復期リハビリ病棟・社会福祉士

大澤 聡　リハビリテーション部言語聴覚士

渡辺 高志　リハビリテーション部理学療法士

岡本 将利　リハビリテーション部理学療法士

久保 健二　リハビリテーション部作業療法士

池田 進太郎　リハビリテーション部理学療法士

沖濱 汐梨　リハビリテーション部作業療法士

篠塚 剛　リハビリテーション部言語聴覚士

森岡 新之助　リハビリテーション部言語聴覚士

村上 誠　看護部回復期リハビリ病棟主任

西原 典子　栄養士

阿部 加苗　看護部療養病棟看護師

越智 明美　看護部療養病棟看護師

越智 紀貴　リハビリテーション部作業療法士

井上 諒　リハビリテーション部作業療法士

矢原 シホミ　リハビリテーション部理学療法士

近藤 尚可　リハビリテーション部理学療法士

冨田 麻衣　リハビリテーション部作業療法士

近本 大以晴　リハビリテーション部理学療法士

岡田 誠次　看護部一般病棟主任・実習指導者

芝田 悦子　元今治看護専門学校専任教員

尾田 朱美　看護部外来師長

越智 テル子　元看護師

朝霞准看護学校 56 回生一同

菅 薫　看護部一般病棟主任

井上 剣正　法人事務局長

安藤 結子　看護部療養病棟看護師

三上 文子　広島赤十字・原爆病院看護師

中尾 理恵子　公益社団法人長崎県看護協会県
　　央支部長・向陽学園看護専攻科非常勤講師

患者満足と看護の喜びの交差する
臨床現場での実践記録

川嶋 みどり

　本書はまさに,「看護は人生最高の喜びの1つ」であり「看護の業は〈小さなこまごまとしたこと〉から成り立っていて,その〈小さなこまごましたこと〉の中で高度の優秀性が要求される職」(ナイチンゲール,1876)という言葉を,さりげなく日々の実践で裏づけた「チーム美須賀」の日々の実践記録である。

　看護の総合誌『オン・ナーシング』の創刊号から9号まで延べ53名の筆者によって,執筆,連載された内容が基本になっている。原稿を書くということは,そんなに楽なことではない。まして,スマホが普及しSNSやメールでの短文が一般化して文字を書くこと自体が疎遠になってきている時代である。しかも,臨床での多重業務を遂行しながらの執筆であり,締め切りという期限内に書き上げるには,相当の努力を要したと思う。だが,「チーム美須賀」のリーダーもメンバーもその至難さを逆手にとって成果を得た。個々のスタッフらが自らの看護実践を言語化するためには,どんなに経験を重ねても慣れや惰性は禁物である。書くに値するようなよりよい実践が求められるし,失敗や悔いを残した事例も忘れるわけにはいかない。執筆者らは,書くことを通じて追体験した内容を,スタッフ間で討論し共有することの大切さを身をもって知り,職場内のモチベーションを高める結果を生んだのではないだろうか。

本書は，「チーム美須賀」にとっては4冊目の著書である。1病院の看護部としては画期的な仕事である。改めて過去に出版された3冊を開いてみると，どの頁からも，「チーム美須賀」のスタッフらの看護への思いと息づかいが伝わってくる。今では，全国各地から注目されるようになった美須賀病院の看護であるが，決して平坦な道ではなかった。最初の1冊である2015年刊のあとがきで編者の重見総師長は「目の前の患者さんを大切に，ジェネラリストの自負とほこりをもって看護の山を登り続けたい」との抱負を書いた。こうして，時々の問題に対処し，さまざまなチャレンジをリードしながらの約10年は，時に胸突き八丁で喘ぎながら歩んだ日もあったろう。だが，学び，実践し，評価を重ねながら「やりたいけどできない」のではなく「やればできる」ことを示し，他院で困難な患者さんを受け入れ，看護によって得た小さな変化を家族とともに喜びあったのだ。

　このように優れた実践が，近代的設備や教育システムの整った大病院ではなく，100床未満の小規模病院で当たり前に行われていることにも目を向けたい。1つには，看護部のリーダーである重見総師長の飽くなき向学心と，「よいとわかったら直ぐに実践してみる」職場風土をめざしたリーダーシップと，その風土をつくり上げたスタッフらの日々の努力の積み重ねにあると思われる。だが，よいとわかっていることがすぐさま実践に移せるとは限らない。この国の医療基盤は決して盤石でないことは，この3年余のコロナ禍で浮き彫りになった事実でもある。「医療経営」という名のハードルのもと，どんなに優れた提案でも退けられてしまう傾向はめずらしくない。それどころか，本書でも取り上げられているように，リスク管理の名のもとに，患者の尊厳が奪われ症状悪化を招く例さえある。

　そうした環境や条件は今治の美須賀病院とて例外ではないはずなの

に，なぜ，全国的な注目を得るような優れた実践が可能であったのか，その答えは本書の著者らの言葉から探っていただきたい。なかでも，著者の1人で，前記の連載にも伴走された山本万喜雄（愛媛大学名誉教授）の，「この病院が地域に根ざしたディセント・ワーク（人間らしい労働）の実践をしていること」「チーム美須賀の事例は，学習・実践のはたらきかけによって，患者・家族に生きる喜びが生まれ，看護やリハビリなどの医療職には働きがいが創られた」「人間のいのちの輝きを求めて，医療と福祉と教育をつないで響き合わせたい」との言葉は，「チーム美須賀」の実践が単に看護界に留まらない可能性を秘めていることへの示唆として受け止めたい。

　ともあれ，よりよい看護ケアを推進する上で必要な条件を整え惜しまず支援をしてくださる理事長，病院長をはじめ関係者各位，優れたパートナーシップで理解し励ましてくださる医師ら全職種の方たち，そして，看護観の根底となる人間観や社会事象の見方を育てる上で惜しまず助言される支援者や応援団の，愛に溢れた支えの賜物があったからこそである。何よりも美須賀病院を利用される患者さんとご家族の信頼が看護師の喜びに通じる鍵となっていることは確かである。

　臨床現場が患者満足と看護の喜びの交差する場となり，パフォーマンスではない真の笑顔や言葉に充ちた魅力ある場にしていくためのヒントが幾つもある本書の刊行を心から喜びたいと思う。

はじめに

　私は，今治沖の大島で生まれ育ちました。幼少時，大島と今治を往来するのは，1日1便の渡海船を利用していました。買い物も，通院も，なくさみ（楽しみ・娯楽）も渡海船で往復していました。妹は3歳のとき，夜中に腹痛を訴え，嘔吐を繰り返し，8時40分発の「若潮丸」で病院へ向かいました。今治市の小児科に着いたときにはまだ喋っていたそうです。待合室にいた方々が順番を譲ってくれて，妹は診察を受けることができたのですが，診察台の上で反応がなくなったそうです。伯母に背負われて帰ってきた様子と葬儀のときに，お棺に母が縋りついて離れなかった光景を鮮明に覚えています。父は，気丈に葬儀を終えましたが，「自分が康子を殺した」と半年間，仕事が手につかないようでした。父の言う「自分が殺した」とは，直接確認はしていませんが，島で暮らす選択をしたことかなと想像しています。渡海船の他には，島の沖に尾道航路の連絡船が停泊し，櫓漕ぎの天馬船で乗り降りしていました。その他に島を脱出する方法はありませんでした。救急艇もなかった時代です。島で暮らすということはいろんなことを諦めることだと思って育ちました。

　島には当時，塾も映画館もありませんでした（もっと古い時代には映画館があったようで，映画館跡がありました）。後に渡海船に代わってフェリーが運航されました。便数も増え，車や自転車を積み込むことができました。高校生になって，今治市内へフェリーに自転車を積み込み通いました。看護学校は，広島へ行きました。そこで，初

はじめに　vii

めて映画館やコンサートに行きました。外食も経験しました。広島で暮らすようになって，文化・教育・医療の地域格差を感じました。そして，同じ国民として，日本全国どこに暮らしても同じ医療や教育が受けられるべきではないかと思うようになりました。

そして，看護師になってからも大学病院でも地方の民間病院でも看護は同じであるべきだと思いました。結婚のため地元に戻りましたが，そんな考えでしたので，大学病院を辞めることに寂しさもためらいもありませんでした。医療の専門性は違っても看護は同じではないか，自分を育ててくれた地域に恩返しがしたいと思って，美須賀病院へ就職しました。当時の私は，はっきり「看護とは？」「看護師は何をする人か？」の具体的な答えは持っていませんでした。ただ，人が好きで看護を一生の仕事にしたいと思っていました。

美須賀病院へ就職したのは友人に誘われてのことでしたが，よき縁に感謝しています。

失敗もいっぱいありました。今でも忘れられない患者さんがいます。Yさんは高齢の男性でした。末期の状態で酸素吸入をしていました。ある日のことです。付き添っていた奥さんから，「看護師さん，お父さんにお酒を飲ませてはいけませんか？」と言われ，就職して間のない私は，主任に相談しましたが，答えは「ノー」でした。私は「ごめんなさい，駄目みたいです」と伝えました。患者さんは間もなく亡くなりました。後悔してもどうにもなりませんが，なぜ，内緒で飲ませることをしなかったか，軽く含ませるくらいしかできなかったと思うのに。そんな自分がたまらなく嫌で，後悔した事例です。

主任になってからのことです。シーツ交換のときに床頭台から日本酒の紙パックを見つけたスタッフがいました。50代のアルコール性肝障害の男性でした。誰からともなく強制退院という声が聞こえてき

ました。当時の院長に呼ばれて,「なぜ強制退院なんだ?」と訊かれて私は「病院の規則ですから」と答えました。故小松晃院長は,若くして脳出血のため不自由な体になりましたが,片手で診察をしていました。今治市内で一番早くリハビリ部門をつくり,ターミナルケアにも積極的に取り組んでいました。そんな院長の「規則は破るためにある。患者の飲まずにはおれない気持ちがわからないのか」とかけられた言葉は深く,何も考えていない自分がショックでした。院長のむちゃぶりな言葉に戸惑いつつ,看護って深いなあと思ったことを覚えています。

　ジェネラリストに暖かい目を向けてくださっている川嶋みどり先生の本は好んで読んでいました。松山へ講演に来られたときには仲間と出かけました。川嶋先生のお話をお聞きする度に看護が好きになりました。

　美須賀病院で総師長の任についてしばらくして,毎日忙しく動き回っているスタッフに何かできないかと考えているとき,そうだ,川嶋先生の講演会を開催してみんなで聞こうと夢みるようになりました。ある年,新年の目標に掲げ,仕事始め早々に川嶋先生に講演依頼の手紙を書きました。ほどなくしてお返事を頂き病院中で大喜びしました。「僕はあまり人を褒めませんが,今回だけはすごいです」と言ってくれたスタッフがいました。その川嶋先生の講演を機に,手を使うことの大切さ,看護って何? 看護師は何をする人? をスタッフ皆で考えるようになり,「て・あーて」と「熱布バックケア」,そして「ノーリフティングケア」への取り組みが生まれました。科学的根拠や理論は苦手ですが,患者さんが元気になる,穏やかな表情になる,食欲が増す等の体験が原動力になり,定着につながったと思います。

　10年経過して,それぞれが当たり前のケアになって,見学者も増

えてきました。雑誌『オン・ナーシング』（看護の科学新社刊）創刊号から当院の取り組みを掲載していただいてきました。それをもとに1冊にまとめておきたいと思い，出版する運びとなりました。

　当院としては4冊目の記録になります。少しずつ看護の成長を感じる記録です。私たちの看護実践の記録に興味を持ち，読んでくださることに感謝申し上げます。ありがとうございます。いつか，皆様と看護を語り合いたいと願いながら。

美須賀病院について

田中　宏明

　美須賀病院は，昭和 26 年 10 月に私の祖父，小松藤一医師により小松医院として，開設されました。それには災害との関連があり，祖父は高知県の甲浦町（現在の東洋町）という徳島県との県境にある漁師町で生まれました。昭和 21 年 12 月 21 日に医院を開院したそうですが，その日に昭和南海地震が発生し，津波で何もかも流されたと聞いています。しばらく，診療を行っていたそうですが，被災された患者さんが多く，お金がなくて診察料の代わりに野菜や魚を持ってきていたそうです。しかし，それでは薬も買えないためにその地での医療を諦め，妻富美子の故郷であった今治で開院することとなりました。

　当初は内科胃腸科中心の医院でしたが，昭和 37 年に小松胃腸病院となりました。

　昭和 55 年に小松藤一医師の子どもたち小松晃医師・紀子医師，私の父田中重三医師，近藤泰紘医師が加わって，放射線科・整形外科・麻酔科・循環器科・小児科にリハビリテーション科を標榜する美須賀病院と名称変更しました。その名の由来は，今治城（別名：吹揚城，美須賀城）の堀端にあり，この美須賀地域の医療を守る病院でありたい気持ちを込めたそうです。病棟からしまなみ海道も見渡せる，風光明媚な場所です。この美須賀地域のかかりつけ医として，リハビリ病院として，周辺の地域医療に貢献してきたつもりです。その後，外科・脳神経外科を増科し，私が当院に就職したのは，平成 18 年 9 月のことです。

私は，久留米大学を卒業し，岡山大学の脳神経外科学教室に入局し，脳外科医として関連病院で仕事をしてきました。呉共済病院・岡山赤十字病院・三豊総合病院とすべて救急病院で 365 日・24 時間救急体制の病院で，脳外科医として救急・急性期医療中心の生活を送ってきました。大学病院での研究生時代は，脳腫瘍の放射線治療の研究を行っていました。

　これまでの救急病院では，当時はどこも脳外科医 3 人体制で対応していました。今年からの働き方改革で夜間当直や緊急手術を行うと，翌日は休息を取らないといけなくなります。おそらく地域の救急病院は医師を増やさないと対応困難になるので，大学病院からの医師の派遣も少なくなるのではないかと不安を感じています。ますます医師の集合化が進むかもしれません。

　さて，今治に帰ってきて脳外科医として考えてみると，当時人口 17 万人の市で，救急輪番制が敷かれており，脳外科の急性期医療機関が 3 か所あるため，あらたな急性期医療機関は不要だけど，その後の回復期リハビリ病棟が不足していると感じられました。そこで，平成 19 年から回復期リハビリテーション病棟を開設しました。リハビリの中心は回復期リハビリ病棟ですが，当院は一般病棟から療養病棟のあるケアミックス型の病院であったため，急性期から回復期，維持期まで患者ニーズに応じた医療を心がけて参りました。

　また，患者さんによいと思われることは積極的に取り入れ，スタッフからの要望にも応じて，新しいことにも取り組んで参りました。その結果が，「ノーリフティングケア」や「て・あーて」に繋がっていってくれたのだと思います。そこにはスタッフの「患者さんをよくしたい」という強い想いを感じます。

　美須賀病院の電話番号は 32-1212 です。この番号取得にも経緯があ

ります。開設当時の電話はダイヤル式でした。0や9のダイヤルを回してはジーコジーコと戻るのをもどかしく待った記憶のある方もいるかと思います（プッシュ回線や携帯に慣れている方が多いと思いますが）。創始者の小松藤一医師が病気の患者さんが少しでも早く病院につながるように，1，2，3の番号を組み合わせて依頼したと聞いています。この「患者さんのため」が美須賀病院の私の，またスタッフの基本的な心情だと思っています。それは2代目院長の小松晃医師，3代目院長の小松紀子医師にも代々引き継がれ，平成22年に私が4代目院長となりました。

　医師にはいろいろな医師がいます。いろいろ研究をして最新の治療方法や薬剤を開発して，多くの人を助ける人や，教育者として多くの医師を育てていく人など。私はかかりつけ医として，目の前の患者さんに少しでもよくなってもらいたい，またこの街で暮らしている人たちが医療や介護で困らない街であってほしい。その想いで日々診療を行いたいと心がけています。

　そのためには，看護師やリハビリスタッフ，薬剤師，診療放射線技師や検査技師，事務から給食まですべての方の助けがなくてはできません。人員不足で大変な部署が多いですが，お互いを思いやる気持ちを持って，よりよい病院を目指して，皆で楽しく仕事をがんばっていきます。美須賀病院の院長として，素晴らしい人財に恵まれて私は幸せです。

カバーデザイン / 本間公俊

カバーイラスト / 埜口琴理

本文デザイン（p.167-171）/ 伊藤滋章

本文写真 / 浅野進

第1部　ケア

1

§1

　友人に相談を受けたケースです。圧迫骨折で入院，せん妄に対し眠剤，食欲低下で経鼻栄養，腎不全でバルン留置，抑制と家族の不安を聞くうちに明らかに医原性の廃用症候群だろうと思いました。今治市内の看護の質向上を夢見ていた私ですが，なかなか叶わない現実を見せられた感さえしました。

　廃用が進んだ状態から回復することができるか，自信はありませんでした。しかし，そのままにもできず，とにかく挑戦だけはやってみようと覚悟を決めて転院の提案をしました。それまでやってきた「て・あーて」「熱布バックケア」「摂食嚥下療法」を行い，リハビリの結果，約3か月で杖歩行で退院となりました。一般病棟から回復期リハビリ病棟と転棟もありましたので，Aさんについて何か書いて……と依頼すると思わぬ原稿が集まりました。まずは，友人の家族としての想い，そして主治医，かかわった看護師たちが，いろんな角度から感じたことを書いています。（重見　美代子）

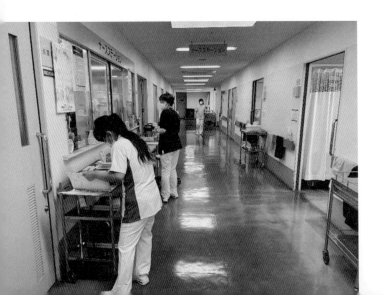

相談を受けて

重見　美代子

　ある年の9月半ば，友人から連絡が来ました。「救急病院に入院している舅さん（Aさん）が，最近はずっと寝ているばかりで，点滴と鼻から管を通して流動食を入れている。昨日から熱も出て，聞こえてはいるようだが目も開けず，日に日に弱っているようで心配だ」と。キーパーソンであるご主人（Aさんの息子さん）が悩んでいるので，直接会ってアドバイスをして欲しいとのことで，話を伺いました。入院してから現在までの様子，医療や看護に対する疑問点などをお聞きし，私は医原性の廃用症候群だろうと思いました。

　当院のケアについて説明し，ご主人は転院に気持ちが固まったようでした。転院するにあたっては，経口摂取訓練をしたいこと（前院には言語聴覚士不在）を相談するようにアドバイスしました。しかし，Aさんは93歳と高齢でもあり，今までお目にかかったこともなく，果たして当院が取り組んでいるケアが効果を発揮するかという不安もありました。Aさんは，当院のことを全く知らなかったので，転院には消極的でした。ご主人が根気よく折に触れて「このままではいけない」と説得し，転院の日を迎えました。

　入院後のことはスタッフに委ねますが，Aさん本人の前向きで努力家の性格に，スタッフのケア（オイルマッサージ，熱布バックケア，リフト離床，リフトでのトイレ介助，口から食べる練習等々）が，生きる力をよみがえらせました。

　私は，最初に相談を受けた時，明らかに医原性の廃用症候群であろ

うと考え，悲しくなりました。今治市内の看護の質向上が夢で，そう
心に決めて 10 年余り，何も変わっていないのです。看護って何？
新型コロナ禍にあって，感染予防対策の名のもとに看護とリハビリの
不在，そして高齢だからという諦めが患者・家族を苦しめていること
を，私たち看護師は知らなければならないと思います。EBN（Evi-
dence Based Nursing）が叫ばれて久しいですが，今改めて新型コロナ
禍の看護を考えるべきではないでしょうか？

救われた命 ── 義父の転院

患者家族

いったい何が…

　圧迫骨折で入院中，大動脈瘤が見つかりました。8 月 16 日，専門
病院で大動脈瘤の検査をした義父は，今すぐ治療をするほどでもな
く，このまま様子をみることになりました。昼前に病室に帰り食事を
摂った午後，病室を間違えたりして少し状況が理解できていないよう
な症状がみられたということで，「安定する薬を飲ませていいです
か？」と言われました。前回の入院でも夢なのかどうなのかわからな
いことを言うこともあったので，夫も了解しました。

　今回の入院で，あれよあれよという間に義父は弱っていきました。
何がどうなっているのかわからないまま，日に日にうつらうつらと
眠っている状態が続くようになり，8 月の最終週には，ずっと眠って
いて反応もほとんどない状態になっていました。

　9 月に入り腎機能検査の数値により整形外科から内科に転科しまし
た。鼻からチューブによる栄養補給になり，熱が出たので酸素マスク

をし……悪化していく義父の体に何が起こっているのか全然わからないことが怖くなりました。

　担当の先生から急激に衰弱していく義父の状態について専門的な説明を受けました。私たち家族はどうか元気になってほしいと強く思いました。

　毎日通っていた夫は，その日から時間があれば日に何度も病室に通い，義父の状態を確認するようになりました。長期休暇をとって帰ってきた娘も，毎日義父の病室に通いました。家の者がいる時は，ベッドにつながれていたベルトを外してくれるということで，娘は長時間付き添うこともありました。そのうち，義父の目が開き，熱も下がってきました。奇跡的に意識も戻ってきて，意思疎通もできるようになりました。「食べたい……」「何食べたい？」「ようかんが食べたい」そんな会話もできるようになりました。

生きる力を諦めない

　家族の誰もが転院の必要性を感じていました。そのためにどうしたらいいのか。私たちは全くの無知で，夫婦で話し合うものの結果は出ず……という状態でした。迷っているうちに，取り返しのつかないことになったらどうしよう，とにかく誰かに教えてもらいたい。客観的な知識からきちんと判断しようということで，「どこへ転院するかは別として，義父は今どういう状態なのか，これからどうすればいいのか，わからないことばかりなので教えてくれますか？」と重見さんに相談することにしました。連絡をとると忙しい時間を割いて会ってくれたのが9月16日。入院から1か月たっていました。

　夫は，先生からの説明や毎日の義父の様子を伝え，重見さんの話に納得し心が晴れて，息子として気持ちが固まったようでした。重見さ

んの説明は，義父の衰弱の原因，治療の可能性，家族としてできること，何より義父の生きる力を諦めないこと，希望が見える具体的でわかりやすい話でした。

　それから，夫は転院の手続きと義父の説得を始めました。脱水状態で腎臓を悪くしていた義父は，転院まで何も食べられず，点滴だけで過ごしていました。転院に不安を感じていた義父に「口から物を食べたい」という本人の思いを最優先するための転院であることを話し，納得して転院することができました。しかしその間，声を発する力もなく，伝えたいことがうまく伝えられず，日に日に義父の腕は細くなっていきました。

転院

　9月26日，義父は美須賀病院に転院しました。私たちはやっと安心できましたが，本人は「どんなことされるんだろう，どんな病院なんだろう……」と，とても不安だったようです。

　入院のための診察をしてもらった後病室に入ると，「管を外してみましょう」「昼食も食べてみますか？」「いけるでしょう」。食べたくても食べられなかった毎日が，転院当日にこんなに変化するなんて。あれよあれよの急展開，いろんなことが好転していくことに驚きました。

　口に物を入れて食べるという作業を，主治医となった小松次郎先生はじめ看護師さんたちがプロの目で観察している姿に，〝やっぱりこれ！　これこれ！〟〝複数で状態を観察し方針を決める〟に納得し，感動しました。スプーンで食べ物を口に入れてもらい，顎の動きやのどの通りを確認しながら治療方針を話し合っている先生方に感謝の気持ちでいっぱいになった夫の目には，一生懸命食べる義父を見ながら

涙が光っていました。

"この病院でよかった"

それから義父は毎日，少しずつ，確実に元気になっていきました。座れるようになり，自分でスプーンを持って1人で食べられるようになりました。介助でトイレに行くようになり，歩く練習も始まりました。言いたいことが伝わるようになり，義父は会いに行くたびに「転院してよかった」と口にするようになりました。「あのままだったらあっちへ逝っとった」。義父の不安は安心へと変わり，生きる力となってきたのです。

戻ってきた命

骨折してからずっと寝たきり状態であった義父は，よりよく生きるための条件としては最悪の状態でした。そんな義父に，看護師さんたちは，入院直後から熱布バックケアによる温熱刺激をしてくれるようになりました。心地よいタオルでのマッサージは，義父に"生きた心地"を蘇らせてくれました。「これは気持ちいい。温かい」。

同時に足湯の炭酸浴も始まりました。元気だった頃の優しい笑顔が戻ってきました。体が温もり，動きにくい体の細かいところまで血流がよくなっていくことが目視できました。かさかさだった肌がつるつるになり，聞こえにくかった声が聞き取れるようになり，日に日に元気になっていく義父の姿は家族を安心させてくれました。

病院の職員さんに大事にされ，明るく声をかけられ，リハビリスタッフの方々に励まされ，元気を取り戻していきました。重見さんはじめ義父や夫の知り合いの方も多く，みんなによくしてもらって，私は優しいと思っていた義父が，痛がりで少し頑固なことも知りました。

10月15日には回復期リハビリ病棟に移りました。このときも義父は，どんなリハビリが待っているのか少し心配していたようですが，「生活できるための専門的なリハビリになるのかな」と話すと安心しました。

　リハビリスタッフの優しい声かけと丁寧な施術で，義父は着実に歩けるようになっていきました。歩行補助具を使って歩く練習が始まると，大好きなFC今治のサッカーの試合を観戦することを目標にして練習に励んでいました。

　独歩の練習が始まった頃，義父から熱布バックケアを断ったと聞きました。「えっ!!」とびっくりして理由を尋ねると，「もう随分よくなったので，毎日忙しいのにやってもらうのは申し訳ないけん」ということでした。真面目で周りに気を遣う義父らしい考えだなとも思いましたが，「美須賀病院の治療の1つだから，やってほしかったらやってもらったらいいんよ。やってもらってもやってもらわなくっても，あんまり変わらんというのなら断ってもいいかもしれんけど……」と言うと，「そりゃあ，やってもらったほうがいい。でも悪いのうと思って……。じゃあ，またやってもらえるように頼んでみようわい」と言い，すぐに再度ケアが始まりました。

　患者さんの希望最優先。相談することで話し合ってもらえ，希望が叶う。その繰り返しの入院生活は，義父に生きる力を与えてくれました。

　家族としては，次のステージとして，今後はどうなるのか，どんなことを準備していく必要があるのかを考えていかなくちゃいけない時期がくるのかなあ，と感じたことを思い出します。

　とにもかくにも，義父の転院で大きく学んだことは，相手に寄り添うためのハード面とソフト面，知らないことの怖さ，等々。転院でき

たこと，義父が元気に
なったことに感謝して
います。

退院，そしてそれから

　それから義父は順調
に回復し，2019年12
月26日，お世話に
なった看護師さんたち
に見送られながら嬉し
そうに退院することが
できました。この入院
で，義父は美須賀病院
が大好きになりまし

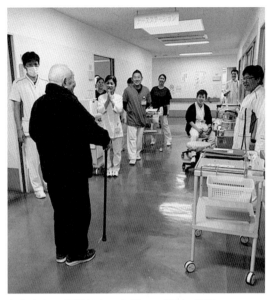

あたたかい見送りをいただいて嬉しい退院

た。信頼できる治療と看護師さんたちの人柄のよさのおかげで，とて
も居心地のよい場所だったのだと思います。

　その後，義父は再度，圧迫骨折で入院となりました。

　その日，義父はどうしても美須賀病院に入院したく，ケアマネ
ジャーさんにお願いして，救急車で運ばれる際，救急病院ではない美
須賀病院への搬送を要望し，快く受け入れていただいたことを後で聞
いて驚きました。「患者さんが，苦しい時，美須賀病院を指名してく
れたんだからね〜」という先生の気持ちに感動しました。患者ファー
ストと考えてくださったことに頭が下がります。そして，3か月の入
院生活でたくさんの励ましをいただき，再度元気に退院することがで
きました。

　その半年後，3月，義父は脳梗塞を起こしました。急性期病院を経

て，再度美須賀病院に入院しました。リハビリが始まり，義父は，今までの圧迫骨折と違い左足が思うように動かないことへの不安を抱き始めていました。その分一生懸命頑張っていました。2年前のように1人にはしないと強く思う夫は，毎日面会に行き，家族の絆を深めることができました。

　そんな時，持病の心臓の痛みが出始めました。薬でコントロールしていましたが，専門病院での検査を予約した矢先，大きな発作が起こり，緊急転院したその日に義父は旅立っていきました。

　病院からの電話で駆けつけた時，義父はどうしようもない痛みに苦しんでいました。看護師さんは，一生懸命声かけをしてくれていました。「もうだめなんかのう」と言う弱気の義父に，「何言いよん！　頑張らんと！」。「痛い，痛い……」の声に，「うん，痛いねえ〜」「詳しく調べてもらうために，○○病院に行くけんね。頑張ってよ！」。いつもは明るく優しい看護師さんが，一生懸命，必死になって叱咤激励してくれました。

　転院先の執刀医の先生に「助けてくれ〜！」と言っていた声を，私は今も忘れることができません。義父は，手術して少し元気になり，また美須賀病院に必ず帰る，と思っていたのだと思います。

看護の力

　「美須賀病院は，ええ〜の〜」と入院生活を思い出すたびに言っていた義父。生き返らせてもらった2年間。多趣味だった義父は，息子である夫に説得され，体力的に諦めなくてはならないことが増えていました。それでもFC今治の応援に行くことを楽しみに，かけがえのない毎日を過ごすことができました。

　義父が亡くなった後，出かけた先で，美須賀病院でお世話になった

方から声をかけていただいたことが何度もありました。

「いつも励ましてくれたんよ」

「かわいらしいおじいちゃんやったね」

「高齢なのに，本当に元気やったよね。私らが元気もらったんよ」

「急に亡くなって，みんなびっくりしたんよ」

「最後までしっかりしとったね」

「みんなが大好きなおじいちゃんやったんよ」

　義父は入院患者の１人だっただろうに，こんなふうに思われ，ありがたいことです。新型コロナ禍での入院生活。帰省ができず，大好きな孫たちにも会えず，さびしい最期を迎えた義父。心残りは山ほどありますが，「看護や介護はどんなにしても後悔はあるんよ」と寄り添ってくれた重見さんの言葉は心に浸みました。

　義父の一周忌を終え，患者や患者家族の思いを一番に考える地域医療を担う美須賀病院の考え方に，私たち家族は救われた思いでいます。専門的で的確な治療と切磋琢磨している看護の力が，チームワークとなり，１人ひとりの患者さんの生きるエネルギーとなっていることを実感しています。

　私も持病で美須賀病院に入院した経験があり，今は月に１回通院しています。ほっとするような声かけをしてくれる落ち着いた看護師さんたちと目を見て的確なアドバイスをしてくれる主治医の先生に会えることで，今日も安心して過ごしている自分がいることを嬉しく思っています。１人ひとりの目の前の困り感に真摯に向き合っている，地域に根ざす美須賀病院の今後に期待し，「これからもよろしくお願いします」の気持ちでいっぱいです。

＊

義父は，美須賀病院に入院してから，俳句に挑戦するようになりました。小さな文字で走り書きした俳句は「まだまだ練習中」と言っているようですが，家族にとっては義父の想いに触れることのできる大切な宝物となりました。

『梅雨空に　お城の石積み　うすれ見ゆ』
　　　（調子が悪くなり，5階病棟に移った病室で詠んだ句です）

患者の回復過程を助ける
Aさんを通して感じたこと

毎熊　唱子

　私は，県外の病院で看護師として働き，約5年前に愛媛の美須賀病院へ移ってきた。時間に追われ，効率的に仕事をこなそうとしている日々ではあるが，時間を作って熱布バックケアや，て・あーて（オイルマッサージなど）に励んでいる。そんな中で1人の患者との出逢いがあった。その経験を皆さんにお伝えしたいと思う。

　その前に少し堅い話をすると，今の日本は高齢化社会から高齢社会・超高齢社会へと移り，当院の入院患者も例外ではない。患者同士も「あなた若いわね〜」と90歳代の患者が70歳代の患者に声をかけているのを目にする。それを見て，私は微笑ましく感じている。

　近年，国は，早期に退院・社会復帰を行い，同時に在宅医療・介護を大幅に充実させ，生活の質の向上を目指している。2025年問題からも病院完結型から地域完結型へ移行し，国は地域でも安心して療養

できるよう，地域包括ケアシステムの構築が進んでいる。その地域医療に繋げるためにも，私たち看護師は患者・家族の意向に向き合い，可能な限り入院前の生活が送れるように，慣れ親しんだ自宅へと帰れるよう，手助けすることが必要だと思う。

　そんな時に，Aさんが当院へ転院してきた。Aさんは90歳代の高齢患者。前院では寝たきりの状態となり，口からの食事も摂れない状況となって経管栄養を行っていた。家族としても，その状況をどうにかしたいという強い思いで当院へ来られた。当院では，リハビリも充実し，リハビリと協働し看護師も病棟内訓練を行い，在宅復帰に向けてかかわりをもっている。また，福祉用具も充実しており，ノーリフティングケアを実践している。

　Aさんにも離床を進めるうえでリフトを使用した離床を行った。リフト移乗では，すやすやと眠りにつく患者もいる中，Aさんは「これは窮屈でしょうがない」とあまり好まれなかった。しかし，それはまるで，孵化しようとしている蝶が殻を窮屈に感じるかのようで……今思うと，Aさんには今後，元の生活に戻れる潜在能力が残っていた徴候だったのかもしれない。

　Aさんや家族の思いが通じてか，私たちのケアが功を奏してか，少しずつ離床が進んだ。そんな姿に家族はじめ，スタッフも喜びを感じ，やりがいを感じる毎日であった。いや，喜びを感じたのは患者自身だったに違いない。自分の足で立ち，歩き，口から食事を摂り，普段当たり前だと思っていたことが，またできるようになったこと。これほどの回復力に，90歳代のAさんに奇跡が起こったとしか思えなかった。

　この事例を通して，患者の潜在能力をどこまで導き出せるか，患者・家族の思いに耳を傾け，1人でも多くの患者を元の生活へ送り出

せるような，患者の回復過程を助けるかかわりを今後ももちたいと思った。

生きる希望

田窪　紗希

　人は何のために生きるのでしょう，生きる意味は何でしょう？　患者さんを看ていて，ふと思うことがあります。私にとってそれは自分の人生に希望がもてることだと思うようになりました。それを教えてくれたのが，美須賀病院に寝たきりの状態で転院してきたＡさんです。最初にＡさんの姿を見た時，「看護師としてできることがたくさんありそうだ」という印象でした。

　患者さんが，何を好きなのか，何に興味をもっているのか会話を通して知ることができました。Ａさんは，大のサッカー好きであるということ，そして今治のサッカー界に大きく貢献しておられることを知り，サッカーの話題でともに盛り上がりました。サッカーの話題の時には生き生きとした表情，張りのある声のＡさんが見られました。その時のＡさんを見て，人は自分の好きなことを目標にし，希望を見出した時，表情が変わり，心が動き，少しずつ人生に輝きを取り戻すのだと感じました。

　寝たきりだったＡさんですが，バルンカテーテルを抜き，尿器で排尿するようになり，サラ®ステディ（立位補助具）でトイレにも行くことができるようになりました。そして，何より嬉しかったことは，ポータブルトイレに自分の力で座ってみたいと言われたことでし

た。最初は何もかも諦めたかのような表情に見えたＡさんが自分の意思を表出し希望を言われるようになったこと，それは，Ａさんが再び自分の人生を歩き出されたように見えました。

　私は，好きなことは諦めず，常に希望を持って自分の人生を生きていきたいと思います。また，意欲がないように見える患者さんの想いを想像し，心が動くことを見つけたいと思います。

　て・あーてをするようになり，患者さんとのコミュニケーションの時間が増えました。手を優しくマッサージしていると，患者さんは本音を語ってくれるような気がします。声にならない思いをベッドサイドで探り，生きる希望を思い出すお手伝いができたらいいなあ，と思います。ともすれば，老衰や歳だからということを言いそうになりますが，90歳代のＡさんから，歳だと諦めてはいけないということを教えてもらいました。これからも目の前の患者さんの希望探しをしたいと思います。

「て・あーて」と出合って

小松　次郎

　私が当院で仕事を始めてから，「て・あーて」という言葉を知りました。医学部では疾患の治療については学びます。疾患の病態生理を理解し，改善を目指すために検査と治療を教わります。イオンチャンネルに働いて利尿をかけたり血圧を下げたり，あるいは手術をしたり，放射線療法を行うことで病気を治すことなどを習いますが，どこにも「て・あーて」は出てきません。ひょんなことから川嶋みどり先

生との出会いがありました。川嶋先生が愛媛・今治の地へ来られ，しかも当院で講演をされたのです。講演会に参加し，目からうろこが落ちました。

　講演を聞いた後のことです。外来患者さんで下肢のリンパ浮腫に苦しまれている方がいました。利尿剤を使っても漢方薬を使っても，浮腫は少し取れるもののなかなか改善しません。いわゆる治療抵抗性が高い方です。そんな時にひらめいたのが「て・あーて」でした。しかし，どう指示を出せばよいのやら……総師長に相談し，よしそれではやってみようということに。浮腫自体は薬物療法をしていた時よりも若干取れた程度ではありましたが，患者さんからは「気持ちがいい」という言葉を聞くことができました。普段の診療場面で「血圧が下がりました」「痛みが和らぎました」などの声は患者さんから聞こえてきますが「気持ちがいい」という声はなかなか聞こえてくることがありません。

　これが「て・あーて」か，と実感したのがこの時でした。その後も「て・あーて」の指示を出すことが少しずつ増え，病棟や外来で看護師たちが患者さんに触れ，「て・あーて」を受けて気持ちよさそうにしている患者さんの顔を見ては，いい仕事をしているな～と嬉しく感じています。

　さて，転院してきたストレッチャーに横になっているAさんを初めて見た時，圧迫骨折のため安静にしていた弊害以上の廃用を感じました。しかし，廃用症候群に対して医師にできることは少ないと思います。Aさんに対しても嚥下訓練を含め，四肢・体幹の筋力アップとADLの改善を目標にリハビリ指示を出すことと，一般状態を安定させるための内服薬や注射でのコントロール，毎朝回診して異常を早期に発見するくらいでした。Aさんは，回診の度に笑顔が増え，できる

ことが増え，感謝の言葉をいただきました。高齢の患者でもかかわり
ひとつで差が出ることを実感しました。これからもチームで力を合わ
せて，地域医療に貢献したいと思います。

思いに寄り添ったケア

葛山　美和

　縁があって美須賀病院で看護師として働き始めて4年9か月にな
ります。ここで「て・あーて」や「熱布バックケア」に出合いまし
た。業務に追われる多忙な仕事の中でも，ケアを通じて実際に患者に
触れる時間ができます。

　衰弱した患者は，声を出すこと・動くこともままならず，本来なら
ば自分で当たり前にできていたことができなくなり，自分の想いや希
望を伝えることもできないような状態になっていることも多くありま
す。また，それに加えコロナ禍で会いたい人にも会えず，ベッド上で
病気やけがの治療のための点滴やチューブからの栄養補給などを行い
ながら，孤独に24時間を過ごしています。そんな毎日の中では，元
気になる気力や希望さえも奪われているのではないだろうかと感じる
ことがあります。

　そんな中，患者のベッドサイドへ行き，毎日，「て・あーて」や
「熱布バックケア」でかかわる時間の中で，自然と「声をかける」「触
れる」「顔色を見る」「肌を見る」「話をする」「表情を読み取る」「動
きを見る」などしているうちに，気持ちを知ったり，性格を知ったり
します。すると，徐々にこうありたいと願う気持ちに気づいたり，こ

こまで動けるのではないか，と感じたりすることがあります。

　Aさんとのかかわりの中でも，もう「高齢だから」「寝たきりだから」などにとらわれずに，本人の「口から食べたい」「自分の足で立ちたい」との希望や願いを知り，家族の想いも知り，スタッフで観察し話し合いながら，できることがあるならば，早く決断をしてまずやってみよう，ダメならば次の手を考えていこうと判断し，まず鼻の管を抜きました。そして，口から食べてみよう，補助具を使ってベッドから起き上がろうと，どんどん離床が進んでいき，驚くほどの回復を見せてくれました。

　どんどん動けるようになり，Aさんの目に身体に生きる力や希望が戻ってきた時の表情や動きを見ていると，安心や喜びが伝わってきて，こちらも逆に力や元気をもらうことができました。

　こんな思いや気持ちになることは，このケアがなければ感じることはなかったかもしれません。患者にとって望まない看護になっていないか，思いに寄り添ったケアができているか，日々考えながらかかわっていきたいと思います。

　よいことは，とりあえずやる。やりながら考えるのが当看護部の特徴です。後日談ですが，Aさんも家族もあまりにも急激な変化に最初はびっくりしたそうです。でも，日を重ねるうちに「ここに来てよかった。あのままだったらもう"あっち"に逝ってたねぇ」と目を細めて言ってくれるようになりました。これからも，「ここに入院してよかった」と思ってもらえるようなケアを新しいことに挑戦しながら続けたいと思います。

患者さんもスタッフも元気に

羽倉　稔・大澤 幸子

　回復期リハビリ病棟は365日リハビリがあり，患者さんは社会復帰・自立を目指してリハビリに励んでいます。でも，中には回復に時間がかかる患者さんもいて，一般病棟から引き継いだケアを継続することも多くあります。

　業務の中で「て・あーて」はゆっくりと1人の患者さんと向き合える時間なので大切にしています。また，「ありがとう」や「気持ちいい」という言葉も聞くことができる数少ない機会だと思います。

　さて，Aさんについてです。「熱布バックケア」と下肢の「て・あーて」を行っていましたが，本人が元気になったためか，病棟の忙しさを感じたようで中止を希望されました。しかし，やはりAさんの「続けてほしい」という気持ちが強く，再開しました。その「て・あーて」の時間に仕事や趣味のことなどたくさんのお話をしていただきました。止めてみて，やっぱりやりたいという生の声の評価は嬉しいものでした。

　目標である大好きなFC今治の試合に息子さん夫婦と一緒に和やかに出かける姿を見送りました。そして，帰院後興奮し嬉しそうに試合のことを話される様子を見て，私も同じように楽しかったことを覚えています。他人の生きる目標に携わることができ感動しました。

　Aさんは『「て・あーて」に学ぶ』（美須賀病院看護部，2015）を熱心に読まれており，病院の看護部が大切にしている「て・あーて」「触れ合う」ということの大切さ，効果について身をもって理解して

いただけた気がしました。

　Aさんばかりでなく，看護研究で「て・あーて」をしている外来スタッフが「患者さんも癒されるが自分も癒される」と発表していたことを思い出しました。本当に，「て・あーて」を実施しながら両者にオキシトシンが出ていると感じることがあります。今後もこの肌と肌の触れ合い，体温を通して人とのつながりを確認できる「て・あーて」の時間を大切にしていきたいです。

触れることから始めるケアの喜び

村上 みどり

　圧迫骨折を繰り返していた患者Aさん。最初の入院の時，高齢ながらも地元のサッカーチームの応援に行くのが趣味の1つ，とベッドサイドにはチームユニフォームを着ているAさんと選手の写真が飾られていました。

　圧迫骨折のため数週間の床上安静となり，食欲も低下していました。そこで，熱布バックケアを開始したところ，少しずつ食事摂取ができるようになりました。安静解除後は，座位訓練とともにトイレでの排泄を介助しました。リハビリが進んでいくにつれ，表情もよくなり再びサッカーを見に行くという意欲も見られ，退院後サッカーの試合観戦に行けたと聞き，嬉しく思いました。

　再び入院した際には，以前ほどの元気さは見受けられず，夜間の体位変換やトイレでの排泄も拒否することがありました。また，呼吸苦などの胸部症状の訴えもあり，少しでも安楽に過ごせるよう，再度熱

布バックケアやて・あーてを開始し，積極的にかかわりました。入院当初は，ケアを拒否することもありましたが，熱布バックケアは「気持ちいい」と受け入れてくれ，笑顔も見られるようになりました。徐々にトイレでの排泄も自立しました。

　今まで何人もの患者さんの熱布バックケアやて・あーてに取り組んできましたが，日に日に活気が戻る姿を見て，やってきてよかったと何度も思いました。看護の原点である患者さんに触れることから始まる当院ならではのケアを行うことができ，看護師をしていてよかったと心から思います。

恩師への恩返し

大仁田 雅子

　臨床現場では，日々たくさんの患者さんとの出会いがあります。その出会いの中でAさんから目標達成に向けての患者さんの大きな力を学ばせていただきました。

　Aさんといえば，「FC今治」。FC今治の試合観戦を目標にリハビリに励まれていました。Aさんの入院中は看護として何を行うことができるか，スタッフ間で情報を共有しながら，「て・あーて」「足浴」「熱布バックケア」「シッタン（端座位保持テーブル）」と状態に合わせて実施しました。Aさんの目標は私たちにとってもそのまま「サッカー観戦に行っていただく」という目標になりました。ケアの中で見られるAさんの笑顔「気持ちいいです」の言葉は私たちの励みでした。

口から食べる，トイレに行く，歩く，階段を上るなどＡさんの回復は，看護師のケアだけでなく，家族，医師，リハビリスタッフ，看護補助者，栄養士とさまざまなスタッフが一丸となって取り組むチーム力であったと思います。川嶋みどり先生が名付けてくださった「チーム美須賀」の底力を実感しました。

　Ａさんは私の小学校時代の校長先生でした。入院された時は面影があるなあという感じでしたが，次第に私が小学生の時のようにジャージ姿ではつらつとされたＡ先生の姿を垣間見ることができました。いつも身近に感じていた校長先生，昔ばなしをしながら，今度は私が寄り添う番だとケアに励みました。目標に向かっていつも前向きに頑張っていた先生の笑顔を忘れません。Ａ先生ありがとうございました。これからもチーム美須賀で頑張っていきます。見守っていてくださいね。

コロナ禍の3年間とその後

石丸　千賀子

　3年間のコロナ禍生活は，当たり前だと思っていた日常を大きく変えてしまった。私たち家族にとっても，"会いたいときに会えない"ことの寂しさ，辛さ，悔しさ，悲しさ……がこみ上げてくる日々だった。

　私の娘たちは県外に住み，私たち夫婦は，市内の公共施設に勤めていた。コロナ禍になる前，大阪に住む二女は，圧迫骨折を繰り返す祖

父の病状を心配し，休暇を取ってたびたび帰省するほど，祖父が大好きであった。二女には，幼い頃から優しい祖父に愛情をいっぱいかけてもらった思い出がたくさんあった。東京に住む長女は，心配しながらもたびたび帰省できる距離ではなかった。一生懸命頑張る長女のよき理解者であった祖父が，帰省する度に聞く長女の話を楽しみにしていた。久しぶりに家族全員そろっての賑やかなお正月が迎えられるかなあと楽しみにしていた2019年末，新型コロナウイルス感染症の恐怖が襲ってきた。東京に住んでいる娘夫婦は，公共交通機関を利用するからと，帰省をとりやめた。年末年始のお休みが久しぶりに取れた二女は，地元で過ごすお正月を楽しみにしていたが，コロナ感染の流行がおそってくる前に早めに1泊だけ帰省した。それから，2年半以上，会うことができなくなってしまった。

　2020年6月10日，私は，目が覚めると右足がぐらぐらと力が入らず歩くことができなかった。自分の身に何が起こっているのか理解できず，どこの病院に行けばいいのかどうすればいいのか頭の中が真っ白になってしまった。「とにかく早く脳神経外科へ」という知人のアドバイスで病院へ行き，MRIやCTを撮り，脳梗塞と診断され，緊急入院した。私は自分の体を過信していた。事は一刻を争う症状だったということは後でわかった。

　「ここの血管が詰まっていて……脳梗塞です」

　「この白い部分の細胞はもう死んでいます。なかったことにはもうできないんですよ。頭の中が落ち着くまで点滴をして様子を見るのでこのまま入院になります。何か質問ありますか？」

　あまりに突然のことで私のショックは大きかった。自分のことなのに受け入れられず，何か悪夢を見ているようで，これからどうなるん

だろう……と不安ばかりが押し寄せてきた。とにかく，夫に助けてもらって入院の手続きをし，職場へ報告し……。

　娘たちには何て伝えよう……きっと心配する……。「私から伝えるから」と夫に話していたが，さすがに突然すぎると考え，事前に話しておいてくれたようだ。次の日，私は，あえて元気な声で様子を伝え，「個室がなくて，部屋が空くまで特別室なんよ～　快適！　快適！」とかしょうもない話をしたことを覚えている。明るい声で「元気そうでよかった～！」と応える娘たちには，心配させまいとする私の気持ちは十分通じていて，お互い涙声にならないようにと必死だった。夜中，"ごめんね"と涙が出て仕方なかった。

　再々かかる電話では，

「会えんよね……病院の外から窓越しとかは会えんの？」

「県外だから，帰ったら父さんも病院に行けんなるね……」

とか聞くたびに，同じ日本なのに……という思いでたまらなくなった。とにかく，元気になるという思いで一生懸命リハビリをした。

　二女は，会えない代わりにたくさんの手紙と毎日のように電話をかけてきてくれた。それが励みになり楽しみとなった。「母さん，元気なときは仕事ばっかりしとったけん，電話もあまりできんかったけど，今は，こんなに長電話できるけん，私は得した気になるわ」とたわいのない話を延々したり，仕事帰り家に着くまでLINEをつなげて話をしたりして，「ありがとう」の気持ちでその日一日を頑張ることができた。

　私は，急性期病院から美須賀病院へ転院し，その後3か月近くリハビリ入院をして，病院のスタッフの皆さんに優しく励ましていただきながら元気になり，無事退院することができた。

　私の体を心配し，会えないことのもどかしさを感じながら一生懸命

励まし続けてくれた2人の娘に，今も感謝の気持ちでいっぱいである。

　2021年5月31日，娘たちが大好きだった祖父（私にとっては義父）が亡くなった。圧迫骨折を繰り返しながらもそのたびに復活し，元気に退院してきた祖父だったので，今回も必ず退院すると思っていた娘たち。突然すぎて，電話の向こうで呆然としている様子がうかがえた。実は，3月末に脳梗塞を起こした義父の入院を，今回は娘たちには伝えていなかった。自分の生活で必死な娘たちに，伝えても帰って来られず心配させるばかりだからと夫の判断だった。私も職場復帰で忙しい毎日が戻り，不死身な義父は必ず元気になると勝手に思っていた。4月，自分の通院の際，病室を訪ねると，「左足が動かんのよ……」と今までとは違う弱気な義父に「私も右側が調子悪いけん，一緒やね。リハビリで頑張ったらちょっとずつ動くようになるよ」と話した。圧迫骨折の今までの入院とは違うと自分でもわかってきた頃だったのだろうと思う。
　私と義父がお世話になった美須賀病院は，面会禁止の病院とは違い，短時間であったら家族の面会が許された。これは，入院している者にとってはとても嬉しいことだった。何よりの安心材料で元気が出る。毎日来てくれた夫に会うだけでどんなにほっとしただろう。度重なる義父の入院でも夫は毎日病室に通った。家族に会えることが患者にとってどれだけプラスになるのかを理解し実践していることがありがたかった。世の中がコロナ感染の異常事態の中，正しく理解することでやるべきことが見えてくると一丸となったこの時期の美須賀病院の対応に，私は本当に頭が下がる。復職し忙しくなった私に，「体に気をつけて仕事するんぞ」と言って励ましてくれた義父に，もっと

もっと時間をつくって一目会いに行けばよかったと今も後悔している。

5月下旬，義父は，心臓の様子がすぐれないということで，総合病院で検査をすることになった。週明け検査という日の朝方，義父の様態が急変した。病院からの連絡で駆けつけると義父は胸の痛みを訴えていた。先生や看護師さんの適切な処置ですぐに総合病院へ転院し，検査の結果，緊急手術になった。手術前，「先生，助けてくれ～！」と声を振り絞るように言った義父の声。術後，病院からの連絡で先生の説明を受け，少しだけ会わせてくれることになった。義父は苦しそうだった。でも話したそうだった。話すために息を止めるので苦しくなる。看護師さんが「息を止めずに，楽にして」と声をかけてくれるがうまくいかなさそうで，よけい苦しくなる。その繰り返しで，夫は「わかった，わかった。じゃあね……がんばって……」と声をかけた。

私は，先生が「手術は一応成功しました。後は本人次第で。高齢だからこのまま心臓が持たない場合もあるし，本人の気力次第では，年齢関係なく回復する人もいる」という話を信じ，義父は絶対回復すると思っていた。が，後で聞かされたことだが，夫は，義父の様態から，最期に会わせてくれたのは「難しいです」ということだったのだろうと思ったそうだ。私にはそれがわからなかった……。

病院からの連絡で駆けつけると，義父は眠るように横たわっていた。それから，粛々と葬儀の準備が始まった。

葬儀でクラスターが発生するとか，県外の人との接触は禁止とか，外出自粛とか，私たち夫婦の仕事上の立場とか，「とにかく接触しない」ことが一番の防止のように言われていた時期。県外にいる親族への説得。特に娘たちへの連絡。入院することも言ってなかったのに，急に亡くなったなんてあまりにも申し訳なさすぎる。きっと裏切られ

た気持ちだろう。「絶対帰りたい」という娘たちに，「残念だけど，帰れない。葬儀に参列できない。ごめんよ」のお父さんの判断に従うしかなかった。

　でも，実は，これには誰にも言っていなかった続きがある。

　大好きな祖父，優しかった祖父，大切に思ってくれた祖父と会えないままの別れはあまりにも悲しすぎる。どうしても帰りたい，会いたいという孫たちに一目会わせることはできないものか。夫婦で話し合い，1つの結論を出した。

　「他の人との接触を防ぐため葬儀には参列できないが，通夜の後，夜遅く，誰にも会わないようにして帰ってきて，会わせてあげることはできるかもしれん。私たち夫婦以外には誰にも会わない。祖母にも会わない。そして，私たちも娘たちとできるだけ同室を避け距離をとり，できるだけ短い時間にする」

　夜遅く告げられた夫の出した考えに娘たちも同意し，すぐに切符を手配し，2人で相談して通夜の日，夜中遅くに葬儀場にこそっとやってきた。久しぶりの再会がこんな形になるとは誰も予想していなかった。悪いことをしているわけではないのに……と，娘たちが不憫で仕方がなかった。「元気そうやね」と声をかけ，夫と私は部屋の隅っこに座り，端っこ同士で言葉を交わした。葬儀場の通夜室がこんなに広くてよかった……とか思ったことを覚えている。その後，私は別室に移った。

　「会わせてくれてありがとう」と眠っている祖父の顔を見ながら，手紙を書いている2人の姿を私はきっと忘れないと思う。

　娘たちは，近所の人の目があるからと家には帰らずホテルに一泊した。葬儀の日，それでもせめて同じ空気を吸いたいとレンタカーを借りて，思い出のある今治の地をドライブしながら過ごしたと後から聞

いた。長く駐車すると怪しまれるから周りを気にしながら移動したとも聞いた。こんな家族の別れがあるのだろうか……。義父は孫たちに気づいてくれただろうか……娘たちにこんなことまでさせてしまうこの状況，この気持ちはどうすれば納まるのだろう。娘たちに申し訳ない気持ちでいっぱいであった。

　私たち夫婦は，このことを誰にも言わないと約束した。もし，コロナ感染者が出たら責任をとらなくちゃいけないと覚悟もした。なんだか，ルール違反をし，大きな過ちを犯した者のような気持ちになった。でも，親として家族として，きちんとお別れをさせてあげたいと考えて取った行動は間違ってなかったと思うし，後悔もしていない。

　その後，二女は，祖父に，きちんとあの世に行けますようにと，7日ごとに葉書を送ってきた。帰れない代わりに，仏祭りの度にお花や線香も送ってきた。祖父の現実を受け止めきれず，1人で必死になっている二女の心がとても心配だった。

　それから，恐れすぎず正しく理解することが感染予防の第一歩となり，県外との行き来も緩和されるようになった。年度末をもって退職する私たち夫婦の我慢ももう少し。「4月になったら，気にせず娘たちに会いに行ける。それまであと少し」が合い言葉になり，その日を楽しみに，やり残すことなくしっかり仕事をすることを心掛け，3月末，私たち夫婦は，無事に退職の日を迎えた。その2日後のことであった。

　2022年4月2日，夫が救急車で運ばれ緊急入院した。大動脈解離と診断され，手術をすることになった。元気が当たり前と思っていた夫の大病に，私はどうしていいかわからず，冷静でいようと何度も自分を奮い立たせ，それでも不安でどうしようもなかった。母からの急

な連絡にきっと動揺したであろう娘たちは，冷静に受け止めようと私の言葉の1つひとつを必死で聴き入っていた。たぶん，後で2人で連絡し合い，確認していたのだと思う。私は，年老いた義母や娘たちに心配させてもいけないと妙に気負ってみたり，面会できない夫の様子が心配で病院の窓越しに会いに行ったりとしているうちに，病状が落ち着いてきた。娘たちは，会えない分，メールのやりとりで励まし合っていたようだ。娘たちは，私のことも心配し，電話やメールでいろんな話をした。「母さん1人じゃないからね」と勇気づけられた。会えない気持ちを電話やメールが代替えしてくれていたのだと思う。

　娘たちは，はじめ「どうして帰れんの？　どうして会えんの？　病院は，まだ，県外の人禁止なの？」と繰り返し納得できない気持ちを伝えてきた。長女は今まで我慢していた気持ちをぶつけるように訴えてきた。「県外の往来も緩和されてきているのに，どこに帰れん根拠があるん？」「父さんの入院している病院だけだめなん？　確かめてもいい？」……それでも，母が言う「もし，母さんがコロナになったら父さんの病院に通えなくなる」の思いを理解してくれ，帰りたい気持ちを押し殺してくれた。そして，私の気が楽になるような話をしてくれるようになった。

　5月ゴールデンウィーク。義父の一周忌を予定していたが，夫の入院で日にちの変更をした。実は，葬儀の際，集まれなかった家族のために，この一周忌ではみんなで会おうと約束をしていた。が，それを延期することにした。来年の春，三回忌に。"また，会えない……"だれもがそう思ったと思う。それでも今回の延期は，みんなが納得できた。夫は退院に向けてリハビリを頑張り，1か月ほどで退院することができた。

退院した日，夫は娘たちに電話した。入院中，メールのやりとりだけの夫を心配して，二女が「父さんは，本当に元気なん？」と尋ねてきたことがある。そのことを夫に伝え，「電話してあげたら？」と言うと，「それはできん……今は……電話したら泣いてしまう。話ができん。子どもらに元気のいい父親は見せられん。勘弁してくれ……」と涙声で悲しそうに言ったことがあった。明るい声で楽しそうに話すこの日を目標に，夫は今日まで頑張ってくれたんだと思うと，安堵の気持ちでいっぱいになった。

　そして，6月，7月とそれぞれ都合をつけて娘たちは帰省した。待ち望んでいたわが家。久しぶりのわが家にがっかりしないように少し真面目に掃除をして，こぎれいになった部屋で迎えた。何かをするわけでもなく，それぞれのんびりと時間を過ごす。ただそこにいるだけで安心。そんな気分で娘たちと過ごす。「いろいろ心配かけてごめんね。いろいろ支えてくれてありがとう」。何気なくしている娘たちの横顔を見ながら，心の中でつぶやいた。二女は，この帰省から，今治に帰ってこようと決めたようだ。仕事のことをはじめ自分の環境が大幅に変わり，不安もたくさんあっただろうに，「帰ってからじっくり決める」と決断してくれた娘の気持ちを尊重し，ありがたいと思った。家族思いの娘のこれからを心から応援したいと思っている。

　2022年10月，長女が出産した。3月末，退職する父さん・母さんに報告があるよと嬉しそうに伝えてくれた日から楽しみに待っていたこの日，かわいく産まれてきてくれた女の子は天使のようで，ここ数年いろいろあったわが家にきっと幸せの風を巻き込んでくれるに違いないと予感した。新しい命の誕生に，家族みんなが明るい気持ちにな

れた。

2023年3月，祖父の三回忌。祖父の愛した孫たち4人がそろった。義父は，大きく成人し立派になった孫たちに空の上できっと喜んでいることだろう。笑顔の義父が思い浮かんできた。会えなかった間，それぞれの家族事情も変わり，子どもができたり引っ越ししたり。忙しい毎日を送っているようだ。生前の祖父の様子を伝えたく，『オン・ナーシング』を渡した。美須賀病院に入院時，スタッフのみなさんに大事にしていただいたことを原稿にさせていただいていたからだ。原稿依頼を受けたときは考えてもいなかったが，会えなかった分，こんな形で伝えることができ，義父の姿を文字に残して置いてよかったなと思えた。線香を上げ，お経を読み，遺影の中の祖父を想い，みんなに会えたことで，娘たちの気持ちも一区切りついたかなと思っている。

2023年4月11日，私は，またしても緊急入院した。心筋梗塞の一歩手前の狭心症。疲れが抜けきらないのかとにかくしんどくてたまらなかったので，この日，点滴でもしてもらおうと美須賀病院に行った。話を聞いてもらって点滴をしている間，病院のスタッフの方たちの適切な判断で，私は総合病院に緊急搬送され，処置を受け，3週間ほどの入院で元気になれた。自分でもわけがわからないくらいのスピードでことが進み，今さらながらプロ意識のすばらしさを痛感している。総合病院の先生からも「美須賀病院さんの判断に救われましたね」と何度も言われた。本当にその通りで，助けていただいたこの命を，今は大切に大切にして生きていきたいと思っている。

2023年5月8日，新型コロナウイルスは5類に移行した。それから8か月。コロナ感染はインフルエンザ感染と同様の扱いとなり，テレビも新聞もさほど大きなニュースにならなくなった。地域ごとに流行を繰り返す感染症になり自己責任による適切な感染対策が今後も必要ということで，時と場に応じてマスクを付けたり消毒したりが日常となってきた。これまでのコロナ禍生活での衝撃的な出来事は，これから，年を追うごとに「そんな時代もあったな」と薄れていくのだろうか。

　家族の命に向き合ったこの4年間，これからも，忘れたくないことは，「元気でいる」ということ，家族に支えられて今があるということ。会える時間を大切にするということ。平穏で穏やかに過ごしていきたいということ。みんなが幸せでありますように……。

　これからも，家族の形態は時間とともに変わっていくだろう。それもまたよしで，家族みんなで乗り越えていきたいと思っている。

§2

　当院の脳外科医藤堂医師とは20年以上一緒に仕事をしています。私がやりたいと相談すると，必ず「やってみれば，責任は自分が取る」と進めてくれます。腹臥位療法に挑戦する時も，ビールや焼酎を摂取させる時にも力になってくれました。

　出会った時から生活期に目が行く医師でした。リハビリの内容も，いろいろ提案し合いました。拒否の強い失語症の患者さん（中華料理店の店主）とスーパーに行って餃子を買って帰り，リハビリの時間にホットプレートで焼きました。とても生き生きと誇らしげだった彼の笑顔を今でも思い出します。バケツで稲づくりをしたこともプチトマトやゴウヤを育てたこともあります。いまだに毎年買い物リハビリと花見をしています。

　また，よく観察され，患者さんの鼻毛や髭が伸びていると注意を受けます。今回，彼の叔母さんを預かりました。NOという選択肢はありません。さて，どうなったでしょう。（重見　美代子）

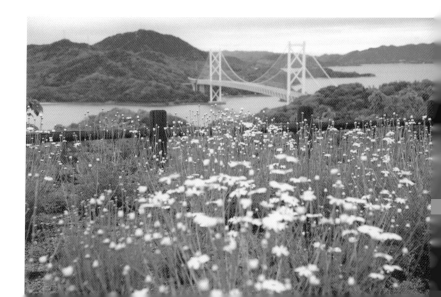

冷たい看護・温かい看護
叔母・ナヲエの転院

藤堂　浩興

ナヲエの奇跡

　2019年5月11日に宇和島の叔母の愛子（ナヲエの妹）からの電話が鳴りました。「ナヲエさんがあまり食べんようになったんでA病院に行ったら『腸にできものがある』言われたんよ」とのことでした。癌に罹る者が多い家系なので叔母のナヲエもかと思いました。

　5月15日に主治医より話があるとのことで，姉と共に宇和島へ行きました。認知症がかなり進んでいたし，88歳と高齢なので手術は無理だろうと考えていましたが，「盲腸癌ですが，遠隔転移はなく，腸管周囲のリンパ節郭清までできれば全摘出と再建は可能でしょう。ただし，全身麻酔に耐えられるかという問題もあります」とのことでした。

　もともと体は元気なほうで，数年前に認知症が進行し，夜間徘徊を繰り返していたところ，タクシーにひかれて右大腿骨骨幹部を骨折，外科的処置が必要となりました。しかし，A病院の整形外科で「手術をしても認知症がひど過ぎて意味があるのかどうか……。よくなってもまた徘徊するでしょう」と言われ，世話をする叔母も「あちこち動かれるより，いいわ」ということでベッド上安静とし，右脚ギプス固定と右顔面の腫れの疼痛対策のみで経過観察となりました。すると顔面の腫れが徐々に引き，食事が取れるようになると共に「痛い，痛い」と言いながらも自分で体を動かすようになり，3日ほどすると長

坐位が取れるようになって周囲を驚かせました。1か月後には車椅子に移乗できるようになり，2か月後には自力歩行が可能となりました。認知症がよい方向に働き，とにかく「家に帰りたい」「（一番大事にしていた）甥に会いたい」という気持ちで頑張ったようです。皆は「ナヲエの奇跡」と呼びました。

　そういう奇跡的な状況がありましたので叔母，姉と3人で手術ができるなら「『ナヲエの奇跡』，再び」に賭けてみようということになりました。

　そうして麻酔のハードルも貧血のハードルも飛び越え，手術は可能との診断を受け，無事に癌を切除できました。

新たな問題

　ところが，問題はここからだったのです。さすがの叔母ナヲエも腸切除のためか食欲がなく，高カロリー輸液を併用しながら経口摂取を進めてもらい，手術から3日後には腸の動きもよくなって経口摂取の許可が出ましたが，首を横に振って食べません。認知症が進み，好きなものしか食べない傾向にはありましたが，手術前でも石焼きビビンバやエビ天丼を食べていました。当然，術直後にそういったものは期待できないのですが，食事のタイミングもずれてしまっていて，食事が来てもすぐには手を付けず，1時間くらいして「食べてみようか」と言うのです。当然，病院にはその日の予定があり，スタッフも忙しいので「あら，もう食べないみたいですね。じゃ，片付けましょう」と食事を全部持って行かれてしまいます。仕方がないのでおやつに持ってきていた漉し餡の饅頭を千切って口に持って行くと少しですが，食べるのです。こういった状態（医原的絶食……病院に悪気はないのでしょうが……）が1週間ほど続いたので主治医に「美須賀病

院に連れて行ってはだめですか？」と尋ねると，「そうですか，手術は非常にうまくいったんですけどね。先生のところで過ごされるのもよいかもしれませんね。リハビリテーションがよい病院だとは聞いておりますから」と快諾してくれました。主治医としても「1週間での退院は早過ぎるのでは？」といった雰囲気ではありましたが，これには，また複雑な事情が絡んでいたのです。

　お恥ずかしい身内の事情をお話ししますと，私の兄が叔母ナヲエを大事にしていたのですが，ナヲエの妹（愛子）と不仲で，その愛子が「手術のことは黙っていて欲しい」と言い出し，兄には内緒ということになったのです。兄はナヲエが通っていた施設へ行き，「入院して休んでいる」と聞いて，何かが起きているとは気づいていたようですが……。

　という訳で私としては兄の手前もあり，一度は元気になってもらわないと「お前らが勝手なことをしてナヲエさんが悪くなったんじゃないのか」とでも言われかねない，大変だなぁとうつうつとしながら，姉の車で術後10日の叔母ナヲエを美須賀病院へ運んだのでした。

転院，そして再びの奇跡

　転院後，スタッフの雰囲気がガラッと変わり，私が顔を近づける（A病院では大部屋だったのであまりできなかったことです）と「あら，浩ちゃん（昔からの私の愛称）」という表情で少し笑ってくれたのです。「これは！」と思ったのも束の間，やはり口当たりの優しい煎餅，饅頭くらいしか食べません。駄目か，との思いが強くなって来つつあった入院4日目に転機が訪れました。美須賀病院では5の付く日にちらし寿司が出されるのですが，箸で錦糸卵やエンドウ豆など色の濃い物を触るのです。取って食べはしないのですが，「もしかし

て色が濃い物くらいしか見えてないのかも……」と考え，翌日から昼休みに好物だったエビの小さな天麩羅を作って持って行ったのです。すると赤い色がよかったのか，エビがよかったのか，遂に3個ほど口にして「誰が作ったん，愛子さん？　おいしい」と言ってくれたのです。それから，昼と晩に小エビの天麩羅を毎日届けると，徐々に食事量が増えて元気になっていきました。

　入院から1週間くらいすると自力で病院食を完食するようになり，病棟で風船バレーをしたり，リハビリ室で塗り絵を数十分掛けて褒めてもらえるくらい上手にできるようになったりしました。この間に病棟で笑顔の声掛けから始まり，熱布バックケアや足浴，て・あーても行っていただき，「あ～，気持ちがいい！」と毎日言うようになりました。

　入院10日目頃には自分で体を起こして両手で靴下を履けるようになり，12日目頃には屋外歩行往復が40m程度可能になりました。

　姉と2人で「奇跡，再び！」と顔を見合わせて喜びました。自分の身内として病院では面会時間でもないのにこっそり行って世話するなど他の患者さんたちからしたら特別扱いに見えたのではないかと思いますが，兄とのこともあり，姉と2人で必死でした。

　すべての入院患者がよい経過を取るわけではありませんが，今回だけは美須賀病院でて・あーてを受けながら温かい看護，介護，リハビリテーションを受けていなかったら「奇跡」は起こらず，兄にどう言われたことかと心配するとともに，本当によかったと安堵しました。

　医師生活も30年を超えましたが，「温かい環境なくして，心地よい改善なし」を身を以て体験させられた一幕でした。「冷診療」が「て・あーて」の精神によってなくなって欲しいと心より願って終わりにしたいと思います。

転院の相談を受けて

重見　美代子

　私は，藤堂医師と 20 年来一緒に仕事をしています。脳外科医ではありますが，急性期では十分かかわれない患者の暮らしや，身体全体を診る医師です。女性患者の鼻毛やあごひげが伸びているとすぐさま注意を受けます。患者の趣味や昔取った杵柄を大事にし，生活リハビリにも取り入れるよう一緒に取り組んできました。

　患者と共に花見に行ったり，買い物リハビリに行ったりします。園芸療法ではありませんが，バケツ稲作りやプチトマトやゴウヤを育てたりもしました。車椅子の経管栄養の患者さんが赤いトマトに手を伸ばし，口にほおばり，ポケットに数個入れたのには大笑いでした。バケツ稲づくりは田植えをしたり，水の管理をしたりして，稲刈りにも挑戦しました。そして，昔のように一升瓶に籾もみを入れ，竹の棒で搗つきました。そして，すり鉢で精米して炊飯し，カレーライスを作って食べました。

　リハビリを拒否する中華料理店の店主と食堂で餃子を焼いたり，ベテラン主婦とおはぎを作ったり，かき氷をみんなで食べたこともあります。すべて藤堂先生と共犯？　です。どんなことも看護部が，「こんなことをやりたい」と相談すると，すべて責任は自分がとるからと背中を押してくれます。

　そんな先生のお母さんも最期は当院で迎えました。身内の入院希望は，とても嬉しく思います。今回は叔母さんの転院の相談でした。「盲腸癌で手術をしたけど，食事摂取量が少なく，経管栄養や高カロ

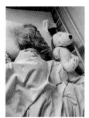
転院後数日は
眠ってばかり

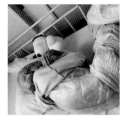
熱布バックケア

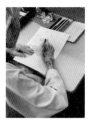
塗り絵を褒め
てもらった

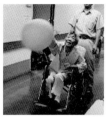
表情も明るく風船
バレー

リー輸液を勧められている。でも，そのために抑制をされるのはかわいそうだから，美須賀病院で看てほしい」というものでした。

　今まで何年も実績を積んできたて・あーて等ですが，今回はどんな結果になるか，不安でもありました。でも，断る選択肢はありません。「頑張ってみます」と返事して，転院日を迎えました。

　患者は約135kmを車でゆっくり移動してきました。栄養状態も悪く，移動に疲れたのか数日は眠ってばかりでしたが，先生は叔母さんの好物のえびの天麩羅を保温容器に入れて持ってきたり，熱い煎茶を持ってきたりといろいろ差し入れてくれました。きっかけ食になったのか，少しずつ箸を口に運ぶようになりました。先生が指摘した医原性の絶食。私自身も友人の入院中に経験しました。気をつけなければと思います。

　看護師たちは横になったままできる熱布バックケアを始めました。「気持ちいい」と発語があり，徐々に食欲も出てきました。トイレで排泄し，手引き歩行や伝い歩きができるようになりました。活動性も上がり，塗り絵や風船バレーを楽しむようにもなりました。

　そして，残された人生，妹と住み慣れたわが家で生活するほうが幸せなのでは，と3週間で退院されました。予想以上の速い退院に職員も家族も患者さんの回復力に驚きました。家族同様，私も胸をなでおろした結果でした。

患者家族として，看護師って何する人？

藤堂 浩興

　8月8日，午後7時過ぎ，電話が鳴りました。母から「腰が痛うて動けんのよ」。すぐに今治から宇和島へ帰ってみると，寝室に布団を敷いて「痛くて立てん」とのことでした。痛み止めの坐薬を入れられるかどうか尋ねると「どうじゃろか？」と思案顔で受け取りました。毎年，夏になると今治に連れてきて避暑をさせていたので今年もそのときが来たかと思いつつ，着替えや腐っては困る食べ物などを運ぶ準備をしました。15分くらいして部屋に行くと，息子にしてもらうわけにはいかないと思ったのでしょう，「何とか入ったと思う」とのことでした。

　1か月前に買った冷蔵庫の30個の卵が3個しか減っておらず「？？？？」でしたが，暑いから食事があまりできていなかったのかな？　と思いつつ30分程度待つと坐薬の効果が出て，「トイレに行こうわい」と起き上がりました。荷物を積んで，後ろから腰を支えるように母をゆっくりと歩かせ，夜の11時に宇和島を出て今治まで約4時間近くかかりましたが，痛み止めの効果があり，無事到着。ほっとし，以前にも腰痛はあったので「まあ，明日には元気になるだろう」と思いながら，母を寝かせて午前3時過ぎの就寝となりました。

　しかし，翌日以降も腰痛は軽減せず，さらには頭の後ろも痛いと言いはじめ，鎮痛剤を服用した数時間だけ軽くなりますが，徐々に動くことができなくなり，1か月後には椅子につかまらないと立ち上がれず，1か月半後には「左腕がいうこと利かんのよ」と言い出しました。

さすがに「これはおかしい」と思い，美須賀病院に入院を願い出ることになりました。土曜日の午前中でしたが，個室が空いており入院できました。入院時に整形外科を受診して「左腕は異常がない」と言われ，「腰が悪いせいで寝違えたのか」と一瞬安堵しましたが，受持ち看護師より左鎖骨の中央が腫れていると報告があり，診てみると確かに盛り上がっているのです。さらに入院時の胸部レントゲン写真の所見で心臓の左側に腫瘤影があり，肺癌を考える，左鎖骨は病的破裂骨折で癌転移を疑うとのことでした。

　目の前が真っ暗になり，ものすごい虚脱感に襲われましたが，これまでのもやもや感がすべて氷解しました。

　「肺癌，骨転移。つまりステージⅣ…………」

　「あれだけ自然豊かな田舎暮らしで新鮮な野菜，果物，魚を中心に畑仕事をしながら生活してきたのに肺癌？？？？　どうして？？？？」

　同じ考えがしばらく浮かんでは消えしましたが，立ち止まるわけにもいかず，外科のK先生に相談すると，胸部外科によい先生がいる病院を紹介してくださいました（紹介状だけで即，気管支ファイバー＋生検が必要とのことで1泊2日の入院が手配されました）。

　こうしてS病院に入院することになったのでした。

　午前8時30分に美須賀病院を出て，姉と2人で9時前にS病院に到着。外来でM先生にお会いして外科病棟へ案内され入室すると師長と主任らしき看護師が挨拶に来てくれました。「何かありましたら何なりと……」という感じの挨拶だったように思います。そして，午前10時に受持ち看護師が挨拶に来て，午後1時より気管支ファイバー＋生検と説明が1分程度，後は簡単な入院時の一般的な説明のみで母に話しかけるわけでもなく，どういうことで困っているか聞く

わけでもなく終わりました。

　午後0時30分頃に3号輸液でルート確保する看護師（受持ちとは違う人物）が来ました。これまた，手首のバーコードと点滴のバーコードしか見ず，後は台車のパソコン画面に集中です。「Tさん，どうですか？　緊張していないですか？　優しくて上手な先生だから大丈夫ですよ」くらい言えないものかなとも思いましたが，パソコン全集中では無理かなと諦めました。そうして母は，リクライニング車椅子で出棟し，1階の検査室前で姉と待機となりました。午後2時30分頃に終了。「M先生より説明があります」と2人とも外来の診察室へ呼ばれました。「簡易病理検査ですが，おそらく小細胞癌でしょう。後は転移の広がり具合で治療方針が決まります」と説明を受けました。その間に母はベッドに移され看護師2名と病室へ帰室したようでした。部屋へ帰ってみるとすやすやと眠っているので一安心し，しばらく母の顔を眺めていました。

　午後4時になり食事が出るとのことで母を起こし，トイレに行かせようとしましたが，持参したスリッパが見当たりません。灰色に細い白線の縦縞が入ったものが足元にない。30分近く，持って来たバックや入り口付近を探すも見つけられず，ナースコールで「朝，履いていたスリッパがないのですが，知りませんか？」と訴えるも「夜勤になりましたので日勤者に聞いてみます」と返答があったのみで病室に来ることはありませんでした。その間も探しましたが見つかりません。仕方なく，母を車椅子に乗せ，スリッパなしでトイレへ。その後足の裏を持参したウェットティッシュで拭くことに。「なんで，ないのかなあ？」と思いつつ床に這い蹲ってベッド周りを見るとなんとベッドのフットブレーキ板にスリッパが載っている!!! その板の色が灰色で保護色になり気づかなかったのです！この間，看護師は一度も

顔を見せませんでした。いくら，付き添っている家族が医者と看護師（姉はこのとき sleeping nurse でした）とはいえ，観察にはこないのかな？　とかなりの不信感が湧いてきました。「次にこの病院に来るときには赤いスリッパにしよう」と思いましたが，「いや，ここには，お世話にならない方がよいな」と思い直しました。

　そうこうするうちに夕食が厨房の職員により配膳されました。「え〜もう午後5時過ぎか」と思いながら，まだ点滴に繋がれている母の右腕を見て「何時に抜針されるのかなあ，点滴が全部終わるまでかな」と思いつつ待っていると，午後6時頃にM先生が「どうですか？」と様子を観に来てくれました。「検査の方は大丈夫みたいです」と先生に応えると，M先生が表情をこわばらせながら「点滴，まだしてるんですか？」と言い残してナースセンターに向かったようでした。そして，やっと抜針に来ましたが，案の定「すみません」の一言もなく，リストバンドとパソコンに集中でした。
　左鎖骨が折れていて腕が上がらないのに右腕に不要の点滴をしたまま食事をさせるつもりだったのでしょうか？　結局，右腕が解放された頃には食事は冷めてしまっていました。1時間くらいして下膳には来ましたが，「あまり召し上がれなかったのですね。検査の後だからですかね？」みたいなことを言われたような気もしますが，「あなたたちのせいで食べられなかったんですけど」と激怒していたので，これは定かではありません。
　母は若い頃から子どもたちに「病気になったら食べて治すのよ。食べんといかんよ」という人間でした。倒れて入院してからも食事を欠かしたことはありませんでした。その母から食事を奪うとは……一体。結局，その晩は持参したお菓子を食べさせました。「こんな医原

性絶食をさせる看護の存在するところには二度と来ない。というか，人が困っているのにそれを思いやることさえできないのは看護以前の問題か。看護師は何をする人だろう？」と思いながら，後ろ髪を引かれるように病院を後にしました。

　「あんなところに預けて大丈夫かな？」とまんじりともできない夜を過ごし，翌日の午前 7 時に「こんなに早く行っても入れてもらえないかな。駄目ならまた，来よう」とインターホンを押して「今日退院する，M 先生にお世話になっている T ですが」と申し出ると「どうぞ，どうぞ」と院内に立ち入ることができました。が，「これって，違反じゃないの？　セキュリティは大丈夫なの？」と不安になりました。しかし，「まあ，やっとよいことがあったのかな」と思い直し，ナースセンターで挨拶して病室に急ぎました。母に「寝れたかな？」と尋ねると「ここはどこぞな？　よう寝たように思うよ」とのことでしたので「ああ，よかった」と思いつつ，朝食もそこそこにお礼の品を渡し，午前 9 時 30 分頃に 5 〜 6 人の看護師に見送られながら S 病院を後にしたのでした。

　いくら患者の関係者が医療従事者であるとしても人の物を失くしたのではないか疑われても反応せず，リストバンドとパソコンの相手しかせず，点滴で医原性に両手を抑制し食事をさせず，危機管理にも問題がある，こんな看護組織が存在してもよいのでしょうか。こんな目には他の誰にも遭って欲しくないものだと強く思いました。

§3

　友人からの相談です。彼女は，美須賀病院のケアに関心を寄せてくれている一人で，自主学習会の仲間です。透析をしているお姉さんが動けなくなって病院に入院したが，看護師の働きかけが少なく，ボーとしていてびっくりした。美須賀病院への転院はできないかと甥を伴っての相談でした。

　このケースでも，前医のケアの質に疑問を持つこととなりました。「ケアを求めての転院」と聞いて病棟師長が言いました。入浴介助や日常生活援助は特別なケアではないですよね？　と。当院は，リハビリの評価が高く，リハビリで選ばれる病院ですが，看護でも選んでいただけるようになってきたのだと嬉しく思った出来事でした。

　『オン・ナーシング』連載は，この号から30年以上お世話になっている山本万喜雄先生（愛媛大学名誉教授）に原稿をお願いしました。先生は，市民公開講座「暮らしと健康」を30年以上開催され，子育て支援でも地域でご活躍中です。（重見 美代子）

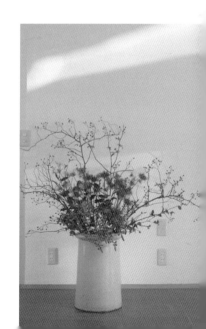

ケアを求めて

越智 恭江

姉のこと

姉（82歳）は，平成元年に夫を亡くしましたが，子どもは一男二女に恵まれ，現在，長男夫婦と同居しています。高校時代の旧友とは「じゅんちゃん」「けいちゃん」「ひろちゃん」……と仲良し仲間で月1回の会食を楽しんできました。姉が一度だけ「皆がね，ひろちゃんが一番幸せよ。子どもが傍にいてくれて，と言ってくれたんよ」とニコニコ笑いながら話してくれたことがありました。

その仲間も皆，病いをかかえています。姉は現在，闘病中です。

姉の病いに関してはこれまで数回の決断の時があり，十数年前に血液透析を開始する時はその1回でした。医師のすすめで"生きる"ためにと決断し，その後はKクリニックにて通院透析を続けていたのですが，病魔は次々と追いかけてきました。でも，その都度家族に支えられ乗り越えてきましたが，いつも決断は長男の肩にかかり「母だったら……」と悩み・考えてきたそうです。

一番最近の決断は透析中に血圧が下がるのでE大学附属病院を紹介され受診した時，肺癌が見つかったことです。大腸癌からの転移性のもので，大腸癌の手術をすすめられたようですが，姉は「このままで……」と首を縦に振らず，息子も手術を断念しました。それならばステントを入れ補強をしておきましょうと，施術後，自宅に帰ってきました。

その癌もとどまってはくれず，今ではピンポン玉の大きさとなり，

数個の癌が肺に点在しています。それでも頑張って自宅療養をしていたのですが，歩行に支障をきたすようになり，今年のお盆は，実家に行くにも長男の嫁に支えられてヨチヨチと歩きながら出かけていきました。しかし，その後はベッドの生活が主となり歩くことが困難になってきました。

もう一度歩きたい

　Kクリニックの医師と長男が相談をして"母が歩けるようになるために"と透析科とリハビリ科を併設しているH病院に入院することを決めました。入院目的は"もう一度歩こう"で，9月5日，H病院に入院となりました。ところがH病院はコロナ感染予防のため面会禁止，姉の様子はよくわからないままに日が過ぎていきました。

　入院後数日経ったある日，担当医師から「このまま入院を続けるよりも自宅に帰られては……」と連絡がありました。姉に気力がなくなってきているため，入院していても回復はみられないだろうということが要因の1つでした。長男は，動けないまま連れて帰ることに躊躇し，とりあえずもう少し様子をみることで入院継続となりました。その後も「リハビリもあまり積極的ではないので，退院されたら……」と言われ，9月27日，私は姉に会いに行きました。

　病室から，透析のために降りてくる時間を見計らって外来で待っていると，3週間ぶりに会う姉は驚くほど様子が変わっていました。顔はボーッとしていて，返事も返ってこない。反応が鈍くなっていて何を言っても笑わない。何があったのだろうか……？　その場で長男に連絡を入れ，姉に息子の声を聞かせると，「もしもし，ばあさんどんなで？」と息子の声が聞こえたとたん，姉の表情が一変し，顔に血の気が戻り，笑顔になり変化が起きました。これなら，まだ大丈夫とト

ンと胸打つ思いがわき起こり，私はその笑顔を写真に収めました。

　その足で長男と一緒に，姉が通院していた美須賀病院の重見総師長の元へ駆けつけ，家族の思いを伝え相談しました。願いは「姉が大好きな家族の元へ帰ることができるようになる！」だけです。もし，だめでも美須賀病院の温かい医療やケアを受けさせたいとの思いでした。

　重見総師長は「美須賀病院には透析がありませんので，通い慣れたKクリニックの先生に相談されてみてはいかがですか？　OKなら入院も検討します」と話してくださり，長男は母のために行動を起こしました。重見総師長の言葉に「看護力はおまかせください」とあり，長男はこの言葉に勇気をもらったそうです。「母をいったん退院させ，2・3日自宅で家族と生活をしてきます。その後，入院をお願いします」と，考えてもいなかった言葉が出て，動けない母を家に連れて帰る不安などふっ飛んでしまったと言っていました。

　H病院の担当看護師は「この人（姉）を，通院で透析に行かせるなんて無理です。この状態では大変なことですよ」と快諾は得られな

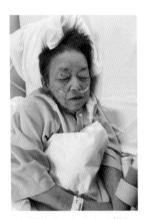

H病院でのOさんの様子

かったのですが，担当医は「美須賀病院でこの状態での引き受けは，透析がないから無理じゃないですか？　しかし当院でも，このまま入院していても透析のある他院への転院となるしかないと思っていましたので，美須賀病院がOKなら，それがよい！　いつ何があってもおかしくない状態です。患者・家族の希望をかなえてくれる美須賀病院が引き受けると言ってくれたのならよかったですよ」と話されました。そして，姉の現状（癌の多

発肺転移，腸のリンパ節腫大，胸水・腹水貯留等）を，写真・検査結果を見せながら，家族に詳細かつ丁寧に説明し終えると，「すぐに，美須賀病院とKクリニック宛の紹介状を書きましょう。Kクリニックの先生は懇意なので電話もしておきましょう」と言ってくださり，その日のうちに紹介状は転院先及び透析先に送られました。

姉は10月1日（土），H病院を退院し，住み慣れた自宅へと長男夫婦に抱かれて帰ることができました。

美須賀病院へ

2日ほど自宅で過ごした姉は，10月3日（月）午前中にKクリニックにて透析後，その足で午後，美須賀病院へ入院のために長男と受診。手続きもスムーズに行われ，5階（一般病棟）へ入院となりました。前医では，夜半の姉の行動に指摘（せん妄のためか，ベッドサイドに座っていたり，おかしな発言がある等）があり心配していたのですが，そんな様子も皆無であったらしく，いつ会いに行っても笑顔で喜んでくれる姉がいます。不思議です。

いつ最期となるかも……1週間もたないかもしれないから覚悟をしておくようにと言われていた姉は，4週間経過した今も笑顔で過ごしています。

ここ，美須賀病院で感じたことは，スタッフ全員が患者を自分たちの家族のように迎えてくれていることです。

姉が透析のため週3回，火・木・土の午前中外出する時は「行ってらっしゃい。寒くない？」「お帰りなさい。大丈夫だった？」と，外来のスタッフも病棟のスタッフも皆が姉に声をかけてくれます。私が病棟へ行った時も，病棟のスタッフ全員が「こんにちは」「まだ，今日は透析から帰られていないのですよ」「今日は元気で透析から帰

られていますよ」「お昼もよく食べられましたよ」「今日は透析で吐い
たみたいで早く帰られて休まれていますよ」「透析から帰られて，先
生が直ぐに診察しましたよ」と，笑顔でスタッフの皆様からその日の
様子を病室に行くまでに教えていただき，姉の様子がうかがえます。
姉の状態をスタッフ全員が共有しているのがよくわかります。

　転院後の姉の入院生活は，大好きな入浴もでき，もちろんリハビリ
の拒否なんてありません。長男が面会に行くと，リハビリ中だったら
しく，見ていると理学療法士の方が母親に優しく声をかけながら訓練
をしてくださっていて，親との接し方を学ばせてもらったと話してい
ました。

　浮腫んでいた足は"て・あーて"のおかげで腫れが引き，熱布バッ
クケアは「生き返るようで気持ちがよい」と，これも姉に笑顔が戻っ
てきた一因となりました。

　美須賀病院のスタッフ全員の患者への，手間も時間も惜しまない看
護に頭が下がります。美須賀病院では，当たり前のケアですが，前医
では全くありませんでした。

　美須賀病院のスタッフの言葉をそのまま引用させていただきます。
「お姉さんは，私たちの言っていることをよくわかってくれています。
『ベッドへの移乗もどんなですか？』と問いかけると，『自分で立つ』
と言って柵をしっかり持ち，立ち上がることができるのですよ。『看
護師の身体をしっかり持って立ち上がりますか？』と言うと，ちゃん
と抱きついて立ち，自分で頑張ってくれます。これができるのはお姉
さんが私たち看護師を信頼してくれているからだと思います。ゆっく
り患者と看護師の関係を練り上げて患者に寄り添う看護を目指してい
ます。お姉さんの中から立とうという意欲を引き出すのが私たちナー
スの看護力だと思っています。お姉さんの希望している"立つ・歩

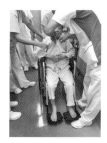 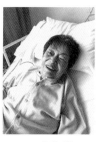 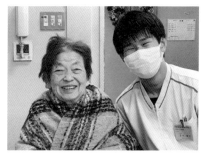

車椅子移乗中の
様子　　　　にっこり笑顔で

看護師とともに

　"を目標に，私たちも寄り添います」。そう語ってくれる看護師に
満面の笑顔を見せる姉がそこにいました。

　今，姉の笑顔を見ながら会話ができるのも，Ｋクリニックの先生が
送迎を含め治療を続けてくださっているおかげであり，また，この大
変な状況の姉を心よく引き受けてくださった美須賀病院の皆様のおか
げだと思っています。とても有難いことです。

　姉はこれまで「患者は入院しているのだから無理を言ってはいけな
い」と思い，仙骨のあたりが痛いな，と思っても言えなかったそうで
す。転院後は，痛みもなくなり発赤も治まっています。「我慢をしな
くてもよい」と言ってもらえても，なかなか患者の口から言うことは
難しいと思います。それを察して看て，聴いてくださる美須賀病院の
スタッフの皆様の"看護力""チーム力"に私たち患者家族も安心と
信頼をいただいています。

　今日も患者と家族は，笑顔に出逢える喜びをいただきながら頑張る
ことができています。姉は，まだまだ，退院には至らないと４階（療
養病棟）に替わりました。ここでもケアの引継ぎがなされ，て・あー
て，熱布バックケアが継続されています。

　"て・あーて"は，姉にとって至福の時です。

看護（ケア）って何？

村上 康浩

　平成 28 年 7 月より，人工透析を週 3 日受けられている患者 O さん。

　令和 4 年 6 月に，S 状結腸癌，多発肺転移と診断。結腸にステント留置され，リハビリ目的にて地元の病院へ入院していました。

　歩行困難で自宅療養は難しい状況でしたが，本人の「どうしても帰りたい」との思いで 10 月 1 日，自宅退院。10 月 3 日，当院入院。

　家族からの情報では，「前医での看護に違和感があり何もしてくれない」といった声が聞かれました。入浴や清拭等もなく，入院中は透析をして寝ているだけの様子でした。

　当院に求められたのが「ケア」であることが理解できました。しかし，入浴介助や清拭といったことは「ケア」なのでしょうか？　日常生活では当然のことであり特別なことではないでしょう。

　入院当日の午前中に透析を受けた後，入院となりましたが，全身状態はとてもよいとは言えず，コミュニケーションも困難な傾眠状態で顔色は生気もない青白さでした。私の父も透析を受けており，透析後の倦怠感は見ていましたが，「癌のためだけなのだろうか」と考えさせられました。

　その他の全身状態のチェックを行い，体幹や左下肢に浮腫があり，CT 所見にて胸水も認められました。

　両下肢の"て・あーて"を行いながら，本人へ少しずつ声かけを行うと，「気持ちいい」と発声があり，顔や手に少し温かさが戻りまし

た。夕食時には活気も戻り，介助ではありましたが食事も摂取できました。

　翌日より熱布バックケア，"て・あーて"を行いながら，いろいろな話を看護師がすると，「少しでも歩行器歩行がしたい」と希望が聞かれます。看護師も「少しずつ頑張ろうね。足が腫れて重たいから軽くしようね」と話し，Oさんから笑顔も見られ，午後から入浴することができました。

　毎日の熱布バックケア，"て・あーて"にて活気が戻り，私たち看護師も喜びを感じていましたが，6日の透析から帰った時に明らかな意識レベルの低下があり，酸素吸入開始となりました。

　このままでは透析の継続は困難で看取りが近いのではないだろうか，と思いました。カンファレンスでも同様に「看取りが近く，透析受診も困難になるのではないか，リハビリは体力がついていかない」と情報共有がされ，家族は「苦痛がなく安楽な看取り」を希望されました。

　看護師は，継続してケアを行い，ベッドサイドで少しずつ離床の働きかけを行いました。誰もが看取りが近いと思っていましたが，Oさんは体力が戻り，透析から帰っても傾眠状態にならなくなりました。下肢の浮腫も軽減し，酸素も不要となり，食事も自力摂取できるようになり，下剤を使用せずサラ®ステディ（立位補助具）にてトイレ介助を行い，自力排便もありました。

　そして10月15日，今治の開港百周年記念事業のイベントでブルーインパルスが大空を舞った時には，本来なら透析時間と重なっていたのが，天候の関係で時間変更となり，病室の窓から家族とその様子を見ることができました。

　以前の，熱布バックケアや"て・あーて"を導入する前の私たちな

らば，ケアの継続もなく看取りを待つだけになっていたかもしれません。しかし，手を使ったケアや温熱療法を習い，導入してからは，人間の持つ生命力に寄り添うことで元気になる患者さんと多くかかわれるようになりました。

　看護の仕事を続けるうえで，どうしても看取りに対峙することは避けられません。もう少し何かできたのではないだろうか……と，悔やむこと，悩むこと，迷うことなど考えさせられたり，諦めざるを得ないことなどもありますが，正解はないと思います。

　診療の補助や日常生活の援助に時間を取られ，日々の業務に追われるだけではなく，一人ひとりの患者さんと向き合い，闘病生活の中で少しでも安らぎを感じていただき，スタッフと喜びが共有できる時間を大切にしていきたいと思います。

療養病棟でのＯさん，安楽を求めて

松原　利與子・壺内　広美

　Ｏさんは体調の変化があり，自宅退院は困難ということで10月26日に療養病棟に入棟された。Ｓ状結腸癌・多発肝転移・肝硬変もあり，余命は長くはないと思われる中，入院生活を安全・安楽に過ごしていただくことが目標である。倦怠表情が強くなるＯさんをみて，どうすれば安楽に過ごしていただけるのか試行錯誤していた。透析の終わった日には，ぐったりと眠っており倦怠感を訴えた。腹水のためか腹満感も著明であった。自分からあまり苦痛を訴える方ではなく，看護師が聞くと「ちょっと，しんどい」「体がだるい」などの訴えが多

くなった。右を向いたり，左を向いたりと身の置き所がないような状態の時もある。

　少しでも倦怠感が消失し，夜間もぐっすり眠れるようになればと思い，熱布バックケアと"て・あーて"を実施した。本人の状態や希望に合わせ時間を調整しながら行い，現在も継続中である。特に"て・あーて"は患者自身も安心するのか，マッサージの途中でうとうとと眠るようになった。透析を実施した日は倦怠感が強く，臥床していることが多いため，体位変換やバイタル測定時に背部のマッサージを行った。最近では「息がくるしい」「たすけてー」と夜間になると叫ぶこともあり，エチゾラム1錠/分1眠前が開始となり，薬が投与され少しは眠れるようになったが，不眠の時もある。そんな時には看護師が下肢のオイルマッサージを行ったりマルチグローブを装着し背部のマッサージを実施したりしている。その時には静かに目を閉じてマッサージを受け，終了後には「ありがとう。気持ちよかった」と笑顔も見られる。

　眠れないから，痛いから，大声で叫ぶからといって直ぐに薬を服用させるのではなく，看護師として，まず何ができるか？　患者の苦痛が改善され安楽に過ごしていただくには，まず安心感を与えることではないかと考える。患者の笑顔や，「ありがとう」「気持ちよかった」などの言葉はスタッフにとっても，とても心地のよい言葉であり，体に触れながら会話やケアをすることで，心と体が落ち着き，リラックスできているのではないかと感じる。

　療養病棟の患者は，ほとんどが長期療養中で，関節拘縮，便秘，痰喀出困難，自力での体動困難など，さまざまな援助を必要とする。どのような患者に対しても声かけや，薬の投与だけでなく，体に触れることで患者の苦悩や不安を改善できるのだと感じる。川嶋みどり先生

の編著である『触れる・癒す・あいだをつなぐ手』(看護の科学社刊),この題名の意味が遅ればせながら少しずつ理解できてきたかな？　と感じている。

　以前は自分がよいと思って行ったケアが患者にとって負担になっていることもあったかもしれない。しかし，熱布バックケアや"て・あーて"を実践したことで，苦痛を訴えたり，嫌な顔をする患者はいない。それは副交感神経が優位になり，心も身体もリラックスしている証拠ではないかと思う。看護師として働く以上，それぞれの患者に合ったケアを考え，少しでも安心・安楽が提供できるよう日々努力していきたい。

看護で選ばれる病院に

重見　美代子

　当院はリハビリで選ばれることが多く，看護でも選ばれるようになりたいと思ってきました。今回，患者家族の文章を読み，ケアで選んでいただき，自信を持ってどうぞ！　と言えるようになってきたのだと感慨深く，涙が出ました。

　この患者家族（妹）は友人です。そして，当院の応援団でもあります。今治市内のケアの違いに憤慨もしたり，原因を探したり，一緒に学んでいます。私は，日本全国どこでも同じ医療や看護が受けられるようになってほしいと願っていて，看護の質の向上と今治市内の看護の統一を夢見ていますが，なかなか壁が高いのが現状です。

　今回，友人にお姉さんの状態を相談された時，H病院から移って

きた看護師がいるので，聞いてみました。業務優先で，患者のベッドサイドにいると「仕事が遅い」と注意をされるけれど，ポジショニングも背抜きもなくて，患者さんがかわいそうとのことでしたので，入院を承諾しました。

　しかし，紹介状を見ると「食欲低下，歩行困難でリハビリ目的に入院したが，糖尿病，大動脈弁狭窄症の手術前検査で癌が見つかり，未治療。S状結腸癌に対し，ステント挿入しているが，その周りのリンパ節の腫大，多発肺転移と胸水貯留，肝硬変と脾腫，腹水貯留」など，かなり厳しい印象でした。ADLは立ち上がり全介助で，ポータブルトイレ使用。食事は自立しているが食欲低下との情報でした。

　ご家族は，再び歩くことを目標に前医に入院したのに……とのことでしたが，正直，リハビリになるかどうか不安ではありました。前医では入浴もしていないとのことでしたので，当院では入浴は可能，"て・あーて"と熱布バックケアも行うこと，しかし，リハビリに耐えられる体力があるか，リハビリができたとしてもどこまで回復が期待できるかわからないことを伝え，いつ病状が悪くなるかもわからず，覚悟だけはしておいてほしいこと，面会はできるので，ご家族が後悔しないようにしてほしいことを伝えました。

　入院した当時は，紹介状の件もあり，表情も乏しく大丈夫かなあ？一週間もつ？　とスタッフで顔を見合わせるくらいでした。ところが，看護師が早速，下肢の"て・あーて"と熱布バックケアを始めるとみるみる表情がよくなりました。週3回，透析は院外のクリニックにお願いしているので，朝，7時30分に一足早い朝食を厨房に頼み，摂取した後，口腔ケアと更衣をして身支度を整え，8時に介護タクシーが迎えに来てくれるので，車椅子で玄関まで送ります。看護師たちは，当たり前のように準備してくれます。

1週間もしないうちに，患者さんは穏やかな笑顔を見せてくれるようになりました。ただ，腹水が増えていて，パジャマのズボンがきつくなったと，ワンサイズ上げました。確実に病状の進行はありますが，それを感じさせないくらい，食欲も出てきました。

　朝，早く食事をして13時頃帰院しますが，「疲れた」とすぐには食事をしようとはしません。看護師たちは，体調に合わせてタイミングをみて勧めています。「いらない」と言われても，○○だけでも……と勧め上手です。決して医原性絶食はありません。

　友人が，会う度に「なんで？　この違いは何？　前医ではどうしてできないの？」と質問してきます。当院は「病棟の雰囲気が違う」，「スタッフが和やかでみんな笑顔だ」と伝えてくれます。「入院当日，家族を交えて，患者に何をどう提供するか，廊下や病室で看護師数人が集まってカンファレンスが開かれ，いろいろな提案がされた。これも，びっくり」とのことでした。他の病院では見られないと言います。当院では当然のことも，他ではそうではないことを知らされます。

　看護で選ばれる病院を目指して7年あまりになります。やっと，本当に看護で選ばれる病院になりつつあるのかと大変嬉しく思います。

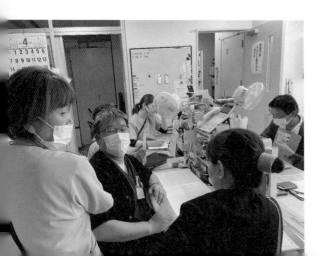

看護と福祉と教育の響き合い

山本 万喜雄

　1人ひとりがその気になって，他人との関係の中で選びながら，自分の持ち味を創り出していくのを助けるのが教育の仕事です。教育研究者の大田堯氏は，「ちがう」,「かかわる」,「かわる」に込めて教育の本質を伝えてくれました。学びには，①世界のひろがり，②仲間のつながり，③新しい自分の発見という3つのよろこびがあります。長年私は，大学で人間讃歌の健康教育の仕事をしてきました。教育研究の現場で繰り返し語ってきたことは，第一に，人間肯定の子ども・青年理解，第二に，病むことも人間を育てるということ，第三に，人権センスを持ってくらしの中で文化を食べよう，ということでした。美須賀病院看護部主催の院内研修会に何度も講師として招かれましたが，地域に根ざしたディセント・ワーク（人間らしい労働）の実践をしているこの病院に注目しています。

　愛媛県今治市にある地域の中核病院（99床）の美須賀病院は，学習と実践のチャレンジによって，腰痛など医療現場の矛盾を軽減し，スタッフは働きがいを再認識し，患者・家族には笑顔があふれるようになったということです。

　周知のように，この病院の看護部の学習とは，臨床で忘れがちな「手」から始まる看護技術を中心に展開しています。『看護の力』（岩波新書）の著者である川嶋みどり氏は，「本来の看護の仕事は，人間誰もが持っている，自然に治る力を引き出すことにある」と叙述して

います。自然治癒力を重視したこの対応は，知覚・感情・言語による包括的コミュニケーションに基づいたケアの技法，「ユマニチュード」につながるように思われます。こうしたともに学びあい，かかわり，変わる美須賀病院の事例は，同看護部編による書籍3冊——①『めざせ！マグネットホスピタル』（看護の科学社，2017），②『「て・あーて」に学ぶ』（創風社出版，2015），③『実践！　て・あーて』（創風社出版，2021）が出版されています。さらにその看護技術を映像化したDVD「て・あーてと福祉器具を活用したある地方病院の取り組み」（全3巻）も発売されており，大学の授業で学んできました。

　重見美代子看護部総師長が川嶋氏らの主宰する「て・あーて塾」で学び得た学習成果を院内でわかちあい，それを学んだ各ユニットのリーダーがスタッフに伝え，スタッフは「それがよいとわかったら直ぐ実践」に移したのです。わかることは，変わる・行動することにつながります。

　「生きがい・働きがい」を野田正彰氏が指摘するように，「他人から寄せられる関心」×「それに応えているという自負」ととらえるならば，「チーム美須賀」の事例は，学習・実践の働きかけによって患者・家族に生きるよろこびが生まれ，看護やリハビリなどの医療職には働きがいが創られたといえましょう。こうした取り組みを現場で学ぶ中で，医療と福祉と教育の接点がさらによく見えるようになりました。幸い今治には，「いま，ここをともに楽しむ」介護保険を使わない宅老所・「つどい場だんだん」（保持雅子代表）の地域実践もあります。人間のいのちの輝きを求めて，医療と福祉と教育をつないで響き合わせたいと願っています。

家族の看取り・悔やまれた別れと笑顔の別れ 昭和・平成・令和の事例

越智　恭江

　明治44年生まれの母はいつも寡黙な人であった。それでも口を開けばついて出る話があった。夫（父）の祖母・サダを，7年間看病したときのことである。父は幼少の頃，流行病により両親・弟たちを一度に亡くし1人ぼっちになった。そのとき苦労をしながらも大事に育ててくれたのが祖母のサダであったこともあり，結婚後に祖母を引き取りたいと言われていたという。

　「サダさんが夜中にウンコをして，布おむつをはずして部屋中に塗りたくっていて，エーっと思いながらも寒い冬の夜に鍋でお湯を沸かし身体を拭いて着替えをさせて，畳の目に入ったウンコを掃除して洗濯を1人でしてきたんよ。サダさんが死ぬまでの7年間もよ。今，思い出してもようやれたと思う」と話す母。話は続きがあり，祖母サダが小さな身体をもっと小さく丸めて，「キーやん（母の呼び名）ごめんよ。ありがとう。あっちへ逝ったら，キーやんをまぶる（護る）けんね」と，畳を拭く母の背中に両手を合わせて拝んでくれたそうだ。祖母サダのその姿に心救われたと母は言っていた。昭和20年代の家族が家で高齢者を介護する時代の一例である。

　それから40年後の昭和62年6月20日父が亡くなった。昭和61年胸の痛みを訴える父を病院に連れていったときすでに，大腸癌が肝臓にも転移していて手遅れの状態であった。この頃，告知は絶対では

§3　61

なく，父への告知はしないことになった。胃潰瘍で隠し通したが抗がん剤投与もあり，わかっていたのかもしれない。「恭江，わしは癌じゃないんか？　この注射はつらいぞ」と突然聞かれることもあった。父の中にやりたいこと，片づけたいことがあったはずなのに，なぜ言ってあげられなかったのかと後悔している。父との別れは病院だった。点滴を打ち続けまん丸くなった父の死に顔に別れを告げた。自宅に帰ってきた父の，身体からは水が出てきて遺体はビニール袋に入れる始末となった。パンパンだった父の顔はシュワシュワとしぼみ，穏やかな別れとは程遠くせわしないものになった。別れに後悔はつきものなのか？　私の心の中の問いかけは今も続いている。介護保険制度はまだ産声もあげていない頃である。

　年号が変わり，平成7年12月29日舅，平成8年3月12日姑が亡くなった。

　まだ介護保険制度はなく，病院での入院が可能であった。平成7年夏近く，突然ヨタヨタ歩きになった舅が動けなくなり救急車にて運ばれた。脳に原因があるらしく，そのまま入院となり寝たきりとなった。入院後，院内感染を発症し，家に帰れないまま数か月が経ち，年の瀬に病院で息を引き取った。夜中に病院から連絡があり，すでにもう危篤とのこと。家族中が病室に詰めかけ，あふれた私たち長男夫婦は「ご臨終です」という医師の声と家族の泣き声を廊下の片隅で聞くこととなった。舅との別れは突然やってきた。病棟スタッフの方とかかわったのは，このときがはじめてで，数か月間入院していたがスタッフの方から舅の話を聞くこともなく，看護スタッフの顔すら覚えていない。

　舅の四十九日法要が終わり落ち着きを取り戻しかけた3月，姑が1

人で逝ってしまった。誰もいない田舎の家の畳の上で亡くなっていた。2人の死後，残された家族は悔やみながら日々を過ごした。……高齢者の1人暮らしの弱点をついたような事例となった。

　それから6年後，平成14年2月10日母が亡くなった。平成12年，介護保険制度が発足し2年後，自宅で転倒し歩行不能となり病院・施設と移る間，心筋梗塞・脳梗塞を発症し，高齢者難民となった。口からの食事摂取も不可能で寝たきりとなった母を，私の勤務先の院長が受け入れてくれた。19床の小さな診療所で，毎日スタッフから声かけしてもらい穏やかな最期を迎えることができた。たったひとつ残念なことは大好きな入浴が無理だと言われ，一度もお風呂に入れずに亡くなったこと……。ちょっぴり悔やまれたが穏やかな母を見守ることができてよかった。それでも母の介護期間は7年間，お世話になった医療機関は延べ6つ，施設は1つ，介護保険制度導入により終の棲家を捜し苦労した人は私を含め少なくなかったと感じる。
　入院病床をかかえる診療所も苦難の時代となり，次々に入院病棟を閉鎖し，外来のみとなっていった。母がお世話になった診療所も外来診療のみとなった。この頃，施設では最期の看取りはできないと言われていた。障害や疾患を持つ高齢者が安心して眠れる場所を見つけていく困難は今も続いている。

　令和4年に移り，場所は美須賀病院である。令和4年10月3日から12月21日，私の姉は，最期を迎えるまでの80日間，コロナ禍にもかかわらず面会可能を実現させた美須賀病院で姉も家族も笑顔で過ごすことができた。透析患者である姉は他院で寝たきりとなり，無表情になっていた。こんな姉を美須賀病院は気持ちよく受け入れてくだ

さり，他院に透析を受けに行く姉をスタッフの方々が励まし，笑顔でより添ってくださり，姉は笑顔を取り戻すことができた。

　日々の病院内の姉の笑顔は家族中にLINEで送られ思い出づくりがはじまった。トイレもリフトで連れて行ってもらい排泄が1人でできた喜びは姉の笑顔が物語っていた。大好きな入浴もでき肌はピカピカでいい香りがしていた。いつ亡くなってもおかしくない残りわずかの日を1日1日と延ばしていただき，て・あーてで足の浮腫の腫れがひき，熱布バックケアで夢心地にしていただいた。お餅つきにも参加し，パクッと食べた姉のあの表情……感動だった！　残される家族にとって最高の思い出となった。本当に家族中が後悔のない看取りの体験をいただいた。

　先日，姉の一周忌の法要を終え家族の会話は，もっぱら入院中の姉の笑顔の話でもちきりだった。誰にも悔いのない最期を美須賀病院の重見総師長さんをはじめとする看護スタッフの方々よりいただくことができた80日間は，最高だったと話がつきなかった。1年過ぎた今も感謝でいっぱいの患者家族がいることを伝えたい。

　介護保険制度が始まって20年あまり過ぎてもわからないことだらけである。施設によっては限度いっぱいプランを組みましょうと言うところもある。高齢者の介護が家でできないから，言われるがままという家族の話も聞く。家族を病院に入院させてもらいたくても長期入院は不可能で退院後の居場所を次々捜さなければいけない現実！　私たちはどこへ向かって行けばいいのか？……誰に助けてもらえばよいのか？……高齢者の迷いや悩みはつきない。そのなかに私の姉を受け入れてくれた美須賀病院のような施設が増えてくれることを願ってやまない。

母の看取りから

森 智子

　私の母は，四姉妹の長女として生まれ，子どもの頃は特別不自由なく育ってきたようだが，20代前半に父親を交通事故で突然亡くし，母親と共に3人の妹たちを嫁がせて，家を守ってきた。やがて母自身も父を養子に迎え，家を継いだ。結婚後は，夫と建設会社を起業し，家のことをしながら，バリバリと仕事をしていた。しかし，祖母が肝臓癌になり，祖母中心の生活になった。私が小学生の頃だ。

　私と妹は学校が終わるとバスで祖母が入院している病院まで行き，そこで宿題をして両親が来るのを待つ。夜は，病室のビータイルの上に寝て，翌朝夜が明けると共に自宅へ戻り学校へ行く。そして最期は，自宅へ連れて帰り，祖母は自宅の畳の上で安らかに息を引き取った。私はおばあちゃん子だったこともあり，また，人が亡くなるということを初めて体験した夜だった。今でも鮮明に覚えている。今思えば，両親は，祖母の最後をそうやって家族みんなで看取ったのだと，考えさせられることも多い。

　私はその2年くらい後に，小学校最後の年に体調を崩した。なかなか病名がわからず，いろいろな病院に連れていかれた。やっと病名がついて県外の病院に入院したが，その間，母はいつも明るかった。今思えば，陰でどれだけ泣いていたのだろうかと想像できるのだが，その頃の私は反抗期で「子どもがこれだけ大変なのに，よく笑っていられるわね」などと悪態をついていた。今考えても情けない。

　私が成人してからも，母の悩みの種はいつも私がつくっていた。兄

弟は妹しかおらず，私は母と同じように養子をとって家を継いだ。そして両親と同居した。それからは，私の長男の突然死，三男の重い障害，そして私のクローン病の再発。このときは，母が私の仕事を全部担ってくれており，1年半の入院生活を終えて私が自宅に帰ってくるのを待つように，母は倒れた。脳出血だった。右半身が麻痺してしまった。しかし，持ち前の根性でリハビリを頑張り，なんとか自分で杖をついて歩くようにまで回復した。左手で字も書けるようになった。母は入院してリハビリをするよりも，自宅へ帰って，何か家族の役に立つことをして，それを自分のリハビリにしたいと言った。わが家はブルーベリー農家をしているのだが，母は左手で1粒ずつブルーベリーを選別した。母の選別は完璧で，お客様にも評判がよく，うちのブルーベリーは品質がよいと言われるようになった。母は嬉しそうだった。働けること，役に立つことがなによりも嬉しそうだった。

　その後もいろいろなことがわが家を襲った。障害を持っていた私の三男が他界し，もう人並みの苦労はしたかと思っていた矢先，私の夫がくも膜下出血で倒れた。1つの困難が片づかないうちに次が起こるので，さすがにメンタルがやられそうになる。それでも母は「大丈夫，大丈夫」と言うのが口癖だった。夫が倒れて2年が来ようとしたとき，私は間質性肺炎になった。それから約5年後，余命宣告を受けることになる。

　「両肺移植しか生きる道はないが，それも期待は薄い」と医師から言われた。私はそう言われたときもショックだったが，そのことをどう家族に伝えたらよいか，そのことを考えると何と伝えようかと途方に暮れた。私は母に詫びた。「ほんとうに今まで苦労ばかりかけてきた……申し訳ない」と。すると母が言った。「苦労をかけられたより，あなたには子どもの頃から楽しませてもらった。移植もあなたなら大

丈夫だから，安心して，手術してもらっておいで！」と。大丈夫って？　いったいどんな根拠があるというのだろう。昔の私なら怒るところだが，母にそう言われて，私までが不思議と大丈夫な気がしてきた。「生きれる。生きれる。死んだりしない」，そう母は言った。

　それから両肺移植までの道も壮絶なものがあったが，私はクローン病時代からお世話になっている美須賀病院で療養しながら，移植のチャンスが来るのを待ち，いのちを預けることのできる信頼できるドクターに出会って，いよいよチャンスに恵まれた。そして移植手術は成功した。その後の地獄のような辛い時期も，医師や看護師さんにどれだけ助けられただろう。岡山から美須賀病院に帰って来たとき，送り出してくださった先生や看護師さん，スタッフの皆さんの顔を見たとたん涙が出た。やっとここへ帰って来れたのだと心底嬉しかった。そして自宅に帰ってきたとき，母は私に笑いながら言った。「ほら，私が言ったとおり，大丈夫だったやろ」と。

　わが家には，脳出血の後麻痺が残る母，くも膜下出血後，高次脳機能障害をかかえた夫，そして交通事故の後遺症やら胃癌手術後の父，そして両肺移植を終え訪問看護を受けている私がいて，まさに病気のデパートになった。カオスである。体は弱いながらも笑いが絶えない家庭だった。しかし，平安は長くは続かなかった。

　急に母が「吐き気がする」と言うので，脳外科を受診した。しばらく点滴に通った。しかし吐き気はなかなかすっきりと治らない。数日して，突然大量に吐血した。急いで救急車を呼んで病院に急いだ。胃癌だった。しかも末期の。

　どうして，気づいてやれなかったのだろう。父も私も悔やんだ。あれほど病院に行っていたのに。母の頭の方ばかり気を取られていて，胃が悪くなっているとは，全く思いもよらなかった。がんの専門医

は，母と私たち家族に病状を説明し，これからの希望を聞いた。

　私はできるなら闘ったらいいんじゃないかと思った。今まで幾度となくわが家は闘ってきたじゃないか。今度もなんとかなるのではないだろうか。しかし，母は，癌と積極的に闘うことは，望まなかった。なるべく家で過ごしたい。そして隣町の大きな病院に入院して家族に会えなくなってしまうのではなく，できるだけ家にいて，最後は美須賀病院でお世話になりたい，とはっきりと言った。私たち家族は相談して，母の希望どおり，美須賀病院にお願いしようということになった。

　母はギリギリまで自宅で暮らした。生まれた初めてのひ孫に「進（しん）」と名づけて，とてもかわいがった。ひ孫の成長を生きがいにするようになった。しかし，その後あまり月日がたたないうちに容態が急変し，入院を余儀なくされた。

　ちょうど，それはコロナ禍のときだった。病院や施設はどこも厳戒態勢。身内といえども，面会もままならない。亡くなるときにも，家族が寄り添うことが難しい。どんなに調子が悪くても，なかなか家族ですら会えない。コロナで死亡しても，骨にならないと愛する家族に会うことができない……そんな状況のときだった。しかし，美須賀病院は，洗濯物などの交換だけは，患者に会うことを短時間許されていた。これは私たち家族にとっては，なによりも有難いことだった。もちろん病院に何かの菌を持ち込んではいけないので，マスクはもとより細心の注意をして病院に行った。それまで当たり前にできていた，家族や友人との面会が，町の病院も施設もどこもできなくなっていく……。そして，しばらくして制限つきの面会が許されても，高齢者は距離をとっているからよく見えず，ガラス越しで手も握れず，息子や娘の顔すらわからない……その様子を嘆く人たちが私の周りにあふれ

出した。これはほんとうに病人にとっても，身内にとっても，辛いことだった。

　コロナがうつったっていい，ひと目会いたいと思うのが人情だ。ひと目会って抱きしめたい，手のひとつもさすってあげたい。そんな思いがいっぱいの中，この美須賀病院のわずかな時間は，ほんとうに，勇気づけられる時間だった。大げさでないけれど，生きる希望が消えずに，灯り続けた。ほんとうに病院の覚悟はいかほどだったかと思う。当時の世の中の流れを考えれば，それはきっと私の想像を越えていたと思う。ほんとうに感謝している。

　母は亡くなる2週間ほど前に，外泊が許された。口には出さないけど，きっと本人にも，家族にもこれが最後の外泊になるだろうという気持ちがあったと思う。切ない気持ちをおさえて，できるだけ明るく，みんなで食卓を囲んだ。食は細ってしまっていたが，私は母の好きな水餃子をつくった。母は弱ってからも，この水餃子ならと好んで食べてくれた。そこにはひ孫もいて，母はとても嬉しそうだった。病院に戻ってからも母は，看護師さんが優しくしてくれる，といつも言っていた。「やっぱり美須賀に来てよかった」と話してくれた。母と会うたび，わずかだけれど「こんなこともあった，あんなこともあった」と話すことができた。

　今まで私は病気とは闘うものだと思ってやってきたけど，「看取り」の大事さを感じるようになった。こうした時間を重ねていくことが，どれだけお互いの心をつないでくれただろうか。切なさをかみしめながら，逝くものも，送るものも，気持ちにおり合いをつけていく。母は，ひ孫は希望だと言った。それを聞いて，いのちのバトンというのは，こうしてつながっていくのだと，私はしみじみと感じた。

　そしてとうとう，そのときがきた。きてしまった。母は父と私に見

守られながら，静かに息をひきとった。母の顔はとても安らかだった。看護師さんが「お母さんも，家族もみんなよくがんばったね」と言ってくださった。私はこのひとことにとても救われた。母の死はとても悲しいけれど「ありがとう」が自然と出てくる最期だった。別れというより，母からバトンをもらった感じ。

　看護師さんは，病気が完治する人ばかりを看るわけではない。こうした看取りに立ち会うことも多いと思う。しかし看取りというのは全ての最後ではない。看取りによっては，残る人のそれからの人生に希望の光を灯してくれる。美須賀病院で最期を迎えたいと言った母の言葉を思い出しながら，私は受け継いだバトンといのちを大切にしていきたいと心から思う。ほんとうにありがとうございました。母に代わって御礼申し上げます。

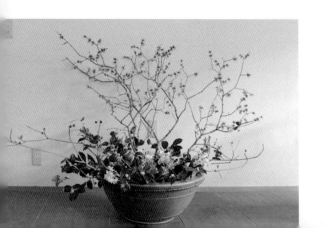

第2部　リハビリテーション

2

§4

　病院に NST チームが置かれるようになり，関心も高まりましたが，まだ栄養状態の悪い患者さんが転院してきます。当院では口から食べるために，食前酒やきっかけ食を探ったり，メニューの工夫をしたり，おやつを取り入れたり，リハビリの後に補助食品を提供したりと多職種で栄養ケアに取り組んでいます。

　「栄養ケアなくしてリハなし」，10 年位前，「サルコペニア」という言葉に出合った時，慌てて勉強を始めました。最近では医原性サルコペニアが問題になっています。入院して栄養状態が悪くなるなんてあってはならないと思います。

　幅広く新人から，社会福祉士，NST メンバー，療養病棟主任，言語聴覚士と問題点や反省点も含んだ報告です。ターミナル期で食べることも歩くことも無理だと思われたケースや，老健へ行って元気になり自宅復帰が叶ったケース，量を食べられない患者さんの苦痛等考えなければならない報告もあります。(重見 美代子)

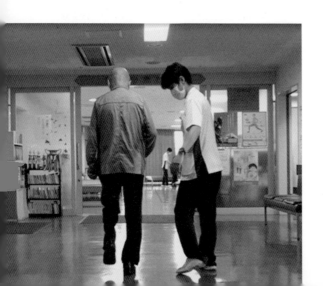

リハビリテーション栄養に取り組む

小松 紀子

　入院患者に提供される食事には，普通食の他，それぞれの病態に応じて提供される治療食があります。心臓食・糖尿病食・高脂血症食その他です。これらの疾患の治療を行いながらリハビリテーションを行うには，リハビリテーションの強度に応じた，さらなる栄養管理が必要です。当院ではリハビリテーションに取り組んだ当初（昭和50年代）には，リハビリテーション栄養（以下，リハ栄養）と呼ばれる栄養管理について，正確な知識を持ち合わせていませんでした。以下では，時間をかけてリハ栄養に取り組んだ経過について報告します。

　昭和26年に内科・胃腸科病院として出発した当院では，胃潰瘍治療食として，「南式食事療法」を実施していました。すなわち，吐・下血2〜3日の絶食，その後流動食，粥食，普通食へと移行する食事です。筆者が入職した昭和51年当時，厨房職員は粥食を丁寧につくっていました。ただし，胃潰瘍の治療薬も開発されていて，食事制限も徐々に緩やかになる中で厨房職員は新時代への対応をすべく努力をしていました。昭和55年に整形外科，外科など新たな診療科が加わってからは，各科治療に対応した食事を提供してきましたが，リハビリテーションを特に意識して，食事内容の検討を始めたのは，年月を経てからでした。

　リハビリテーションは，患者を安静・臥床から脱却させる取り組みです。当然のこととして，消費カロリーは増え，筋力強化・骨質強化のためにはアミノ酸やビタミン類を十分に摂取する必要があります。

栄養管理が不十分なままでリハビリテーションを続けると，低栄養状態を惹起し，患者の体力は低下します。体重が減少する，顔色が悪くなる，活気がなくなる，などの変化が低栄養に起因すると気づいたわれわれは，院内でチームをつくって取り組みを始めました。院内チームには，医師（回復期リハ病棟専従），管理栄養士，看護師（複数），セラピスト（複数）が参加しました。

第3回日本リハビリテーション栄養研究学術集会（於：アクロス福岡）に参加したのは，2013年11月30日〜12月1日のことでした。当院からの参加者は，医師1人，看護師2人，理学療法士1人，言語聴覚士1人の計5人でした。これは若林秀隆医師（当時は横浜市立リハビリテーション科）が立ち上げた研究会で，会場には若さと気迫と明るさが満ちていて，全国に同じ問題意識を抱えている同志がいることを強く感じたものでした。日本静脈経腸栄養学会（JSPEN）にも，チームで参加しました。

脳神経外科が診療科に加わってからは，嚥下困難患者への対応も必要になりました。脳神経外科医で，摂食嚥下に取り組んでおられる三原千惠医師（日比野病院脳ドック室長，NSTスーパーバイザー）に講演に来ていただいたり，栄養管理に取り組んでいる病院に看護師が見学に出かけることもありました。習ってきたことはただちに院内で伝達し，即実行へと移しました。

よりきめ細やかな食事対応を可能にするため，当院では現在も，給食部門を外部企業に委託せず，自院方式を貫いています。さらに回復期リハ病棟には専任管理栄養士が配置され，日々，栄養管理に取り組みながらリハビリテーションに取り組んでいます。

リハビリテーション栄養と病院食

重見 美代子

食べていただくための様々な工夫

当院には，今治市はもとより近隣の市からも，リハビリやケアを求めて紹介患者さんが来るようになりました。それは大変ありがたいことなのですが，リハビリ目的と言いつつ，状態が悪くリハビリどころではないという紹介もあります。最近では，急性期病院の紹介状に「10年前から認知症があり，当院では指示入れが困難でリハビリになりません」「ご家族がとにかく貴院でのリハビリを希望されています」といったものがありました。指示入れが困難な患者さんが急にリハビリを受け入れるなどという魔法は持ち合わせていませんが，とにかく努力をしてみようと受け入れはします。

しかし，正直，栄養状態が悪くリハビリ強度を上げることが難しい患者さんもいます。転院日の炎症反応が高く，食事摂取量が少なくて栄養状態も悪く，転院当日，CVC（中心静脈カテーテル）を挿入したケースもあります（経管栄養拒否のため）。徐々に高カロリー輸液をしながら，経口摂取を見守り，リハビリに耐えられる体調に整えます。ご家族には期待に添えないこともあることをお話ししつつ，とにかくできることをしながら，いろいろ工夫して挑戦します。

口からたくさん食べてくれる患者さんや経管栄養の患者さんは，カロリーを上げることができますが，食べてくれない患者さんには苦労します。工夫の1つとしてアルコールが好きだった人には，好みのアルコールを持ってきてもらいます。両側肺炎後の廃用で，食事摂取

量が少なくリハビリにならない高齢男性が，毎日焼酎を飲んでいたということを聞き，焼酎を持ってきてもらったこともありました。本人は，「本当に飲んでもいいのか？　ここは病院ぞ！」と恐る恐る口にして，つまみのクジラの缶詰を娘さんに頼んでいました。晩酌の習慣が戻り，病院食にも箸をつけるようになって，リハビリに意欲的に取り組み，元気に歩いて退院されました。

　もちろんアルコールでは対応できない人もいます。何を勧めても「要らない」と食べない人の場合は，嗜好調査をして家族に好物を持参していただいたり，厨房で作ったりと努力します。今年春には，栄養士がツクシと筍を出してくれました。患者さんたちは「入院しているのに，ツクシや筍が食べられるなんて」と季節の旬の副菜を喜んでくれました。

　一度にたくさん食べられない人には，おやつとして和菓子や高カロリーの飲み物を提供します。時には，珈琲や緑茶を淹れて勧めることもあります。薬剤師と医師が話し合って，食欲の出る薬を試したり，副作用が悪さをしていると思われる薬を止めてみたりもします。看護師は，熱布バックケアや「て・あーて」に取り組みつつ，食事介助をしながら，食べない理由を探ります。

患者さんの"声にならない声"を聞き逃さない

　とはいっても，私たちは10年前まで，栄養については無知でした。非常勤の医師が話す「サルコペニア」という聞きなれない言葉がきっかけで，あちこちの学習会に参加しました。ある講演会で，元同僚だった医師が講師だったので，思わず声を掛けていました。そして，当院での講演を依頼しました。初期の頃は，栄養計画を作成していても，全量摂取している患者さんが痩せたり，糖尿病の患者さんが低血

糖を起こしたりしたのです。おかしいと感じていても原因がはっきりせず，管理栄養士と共に看護師を研修に行かせました。パソコンを持参するのが常識だとも知らず，気軽に送り出しましたが，帰ってからの報告を聞き，びっくりでした。

　リハ栄養学会に参加すると活気にあふれていて，旬な感じが伝わってきます。私も医師やセラピストを誘って何度か参加して刺激を得てきました。しかし，歴史も浅く，まだまだ一般的な医療の世界には認知されていないのか，転院してくる患者さんの多くは摂取カロリーが低いです。急性期病院でもう少し栄養に関心を持ってほしいというのが本音です。肺炎になったら絶食，「誤嚥のリスクがあるから」と絶食，ひどい場合には絶食のまま「貴院で摂食訓練をお願いします」と紹介されてくる患者さんもいます。食べなければ口腔機能の廃用が進みます。経管栄養なら，比較的摂取量を増やすことは容易ですが，経口摂取が進まない患者さんには，しばしば頭を抱えます。中には，一時的に経管栄養を併用し，栄養状態が改善すると経口摂取が進む患者さんもいます。

　転落事故で頭部外傷を受けた患者さんがいました。前医でも食事量が少なかったのですが，当院でもうつ状態のせいか食事が進まず，回復期リハビリ病棟での訓練に耐えられるかと心配していました。家族に説明し，胃瘻を造設するか，心療内科を受診してもらおうと話し合っていたところ，突然食べ始めました。何がきっかけになったのかわからないままでした。ある高齢女性はイチゴを一粒ほおばって食べたのがきっかけになりました。このように，「きっかけ食」を探しつつ，根気よくかかわっています。

　ST（言語聴覚士）は摂食訓練をしてくれますが，患者さんの食べたいという気持ちを刺激したり，それを見逃さず観察したりすること

が大切だと思います。

　患者さんたちと一緒に植えたプチトマトの様子を見に行った時のことです。事故で脳挫傷・多発骨折，ADL 全介助，胃瘻の患者さんが，リクライニング車椅子から手を伸ばし，赤く熟れたプチトマトを1つとって口に入れたのです。パジャマのポケットにも数個入れていました。その素早さにびっくりして，職員はあっけにとられました。「心が動くと体が動く」とはこのことかと思いました。その後，お楽しみ程度に経口摂取が始まりました。「美味しそう！」「懐かしい！」「よく食べていた」など，患者さんの声にならない声を聞き逃さないようにしたいものです。

　当然ですが，口から食べることは全身状態の改善につながると思うことが多くあります。ターミナルで何も受け付けない患者さんに，辰巳芳子先生の「いのちのスープ」を厨房で作ってもらったことがありました。まさに体の隅々にまで命の泉が届く感じでした。給食部門は完全自院式ですので，小さな注文も，難解な注文も対応が可能です。もともと給食部門は赤字の上，最近の食材の高騰に注文も出しにくいのですが，患者さんの「口から食べる」を叶えるために踏ん張っています。

　食欲をそそる盛り付けや，匂いも大切です。カレーなどは，献立には含まれない治療食の患者さんにも少量提供しています。カレーの匂いにつられて食べようとする患者さんもいます。リハ栄養の考え方が，すべての医療職に浸透するように願いつつ，患者さんの回復を目指して努力を続けたいと思います。

思い出のせんぽ東京高輪病院

壷内 広美

　2012 年 12 月，栄養管理について学びを深めるため，せんぽ東京高輪病院（現・独立行政法人地域医療機能推進機構東京高輪病院）の研修に参加させていただいた時のお話です。

　栄養管理室長の足立香代子先生率いる NST（栄養サポートチーム）は，食事の献立，カロリー，栄養計算はもとより，輸液の調整まで提言するほどのレジェンドチームで，その栄養管理のレベルの高さに度肝を抜かれた研修スタートとなりました。

　当時は栄養管理の必要性が叫ばれ始めた頃で，個別に必要エネルギーが産出され，今何が必要なのかタイムリーに知ることが大切であると足立先生が何度も発言されていました。M 管理栄養士と共にこの研修に参加し，それぞれ症例レポートを提出するように言われました。パソコンも持っておらず，やんわりと辞退すると，足立先生に「病院に研修費用を出してもらっているのだから，元を取る気でやりなさい」と言われ，レポートを作成することになりました。しかし，タイムリーに物事を把握するのは殊の外難しく，栄養士と看護師のとらえ方の視点の違いもあり，M 管理栄養士にアドバイスをもらいながらレポート作成に取りかかりました。

　患者さんを選び，データを集めるのですが，まず呼吸状態や皮膚の様子，尿の性状などに注目します。呼吸器疾患であれば，エネルギー消費も大きいだろうと予測します。また，身体的特徴も把握します。結局，提出するレポートがまるで看護サマリーのようになり，指導担

当者さんが栄養素の記録を加えてくださり，無事にレポートは提出できました。足立先生が言われた「管理栄養士はデータを見るけれど，看護師は常に患者さんの傍にいるでしょう。いろいろな様子を見てかかわることができるから羨ましい」という言葉が印象的でした。管理栄養士も看護師もお互いのスキルを活かしたかかわりができたら，栄養計画がより充実するのではないかと協議の大切さに気づくことができました。

　もう1つ印象的なエピソードがありました。腎不全で利尿剤をたくさん使用しても尿量が少ない患者さんのカンファレンスで，「わからない，ではなく思ったことを言いましょう」と足立先生に指名されました。私は恐る恐る「水分量が多いと思います」と答えると，根拠を問われました。「利尿剤をたくさん使用している割には尿量が少なく，浮腫も増強しているとのことなので，水分量が多いと思った」と答えると，「本当だわ，何でこんなことになっているの？」と，今度は指導してくださっている栄養士さんが質問されました。すると，医師に提言をしているけれど受け入れてもらえないとのことでした。

　パソコンも持たずに参加してしまい，慌ててUSBメモリを買いに走ったのですが，ホテルの周りにはお店がなくて，電車で隣町まで行きました。その時，街中で売られていたキュウリの値段の高さに驚きました。また，豊富な種類のチーズやワインが売られていました。さすが大都市。田舎暮らしでは出合えない場面もたくさんありました。ご指導いただいた管理栄養士さんたちと食事をしたときに，隣の県から通勤されていることをお聞きし，これが都会というものか……と驚きました。

　後日，研修の報告会を開催し，当院スタッフで共有しました。そして，当院でもNSTが発足し，メンバーとして切磋琢磨しながら現在

に至ります。当時，お世話になった皆様には感謝しています。

　現在，私は NST 委員として患者さんの栄養管理にかかわり，患者の傍にいる患者に一番近い職種として，カロリーや食形態が適当かどうかなどについて提言しています。先日も，パーキンソン病で褥瘡が2か所ある患者さんが大学病院から転院してこられ，褥瘡対策はとったうえで，栄養管理に取り組みました。「褥瘡が治癒すれば退院できる」と患者さんも楽しみながらよく食べていましたが，もう一息のところでなかなか改善しませんでした。そこで，NST 委員会で話し合い，食事を 100kcal アップすると，みるみる褥瘡が改善し，つくづく栄養の大切さを感じています。

　体重の増減のある患者さんの栄養管理，下痢や便秘，嘔吐を繰り返す患者さんの栄養剤の調整等，情報を得て，学びながらの毎日です。経管栄養の患者さんであっても，口から食べることに挑戦しています。諦めずにやってみる。すべてがうまくいくわけではありませんが，栄養管理もやりがいのある仕事だと感じています。

末期患者の希望「食べたい」「歩きたい」に応えるために

松原　利與子

　K さんは 2019 年 7 月に左頬部の腫脹を主訴に大学病院を紹介されたが，検査の結果，前立腺癌で，肺と左大腿骨・胸骨・肋骨・椎体・両側上腕骨・左下顎骨に転移を認めた。3 年後，2022 年 6 月に妻が大動脈解離で急死した後，治療を中断し徐々に病状が進行した。再

度，急性期病院で治療を受け，末期ということで療養目的に紹介を受け，当院へ転院された。2023年3月13日，当院一般病棟を経て，3月24日，療養病棟へ入棟となった。

　入棟時には喀痰量が多く，「口が痛い」「歯が痛い」「痰吸って」「体を横に向けて」「座らせて」など，様々な訴えが聞かれ，腹臥位での熱布バックケアやシッタン（端座位保持具）を使った端座位訓練を実施した。それらのケアは受け入れたが，必要な口腔ケアなどは拒否することが多かった。「痛いからせんといて」と顔をしかめることが多く，スポンジブラシと洗口液でやさしくケアをするうちに拒否も少なくなった。

　Kさんは，「座って美味しいものが食べたい」「もっと体力をつけたい」「家に帰りたい」「歩きたい」と要望するようになった。

　食事については，VF（ビデオ嚥下造影）の結果，ST（言語聴覚士）のコメントは「とろみ茶，ミキサー食，ソフト食にて明らかな喉頭侵入，不顕性誤嚥，咽頭残留を認めます。経口摂取はリスクが高い状態です」だった。それに対し，主治医からは，「ST訓練下での経口摂取を」との指示だった。当初，ミキサー食を50gから開始したが，むせることが多く，吸引をしながら1回量を小スプーン1/2程度ずつ介助した。嚥下に時間がかかり，摂取中も吸引が必要だった。吸引した痰には，食べたものが多く混じっている印象だった。2，3口でKさんは，もういいと食べるのを止めることが多かった。

　大腿骨への転移もあるため，離床に関しては「荷重をかけることが骨折につながるのでは？」と消極的になっていた。しかし，ターミナル期をいかに生きるかを考えた時，多少のリスクがあっても本人の望みを叶えたいと，車椅子への移乗時間の延長と食形態のアップを目指した。カンファレンスを行い，3本の輸液を止め，食事を3食にした。

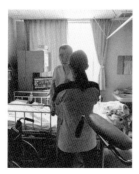 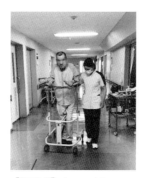 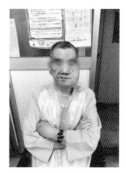

［写真1］立位訓練　　［写真2］セーフティ　　［写真3］おやつを食
　　　　　　　　　　　ウォーカー歩行訓練　　　　べて満足な顔

3食すべて ST の介助を受けることはできないので，昼・夕は，看護師がかかわることにした。自室では目が届きにくいので食堂で摂取すること，夕食は日勤のスタッフがいる間に摂取するということで開始したが，1週間後にはみんなと同じ食事時間で問題なくなった。自動販売機で好きな珈琲を購入し，とろみをつけて摂取もしている。始めは，小スプーン 1/2 しか摂取できなかったが，今ではマグカップ 1/2 程度摂取できている。時々むせることはあるが，自力で喀出することができ，吸引もほとんど必要なくなった。希望に応じてパンや饅頭，アイスクリームを摂取している。「豚の角煮，鰻が食べたい」と要望があり，院長が舌でつぶせる柔らか介護食を差し入れてくれ，鰻重も笑顔で摂取した。「美味しい，美味しい，もうちょっと食べたいなあ」と何度も言っていた。「目で見て食べることは大事だ，転院当初の様子からは，とても食べることができるようになるとは思えなかった」と，ST とよく話している。

　「歩きたい」という要望に対しては，理学療法士が根気よくかかわって，立位訓練を続けた。当初は下肢筋力がなく，膝折れもあり足

踏みはできなかった。立位は介助で 60 秒が限界だったが，今はセーフティウォーカー歩行は 30 m が可能となった。

　頬部の腫脹は徐々に大きくなり，疼痛を訴える間隔が短くなっており，進行しているようである。近い将来，歩くことも食べることもできなくなる恐れもある。K さんの望みを叶えるべく，今できることを精一杯，多職種で協働して努力したいと思う。リスクをどう考えるか，どう生きるか，患者さんの希望を叶えることの意味を改めて考えるきっかけをくれた K さんに感謝したい。

美須賀病院に就職して

鷹松　君枝

　2023 年 3 月，看護専門学校を卒業して美須賀病院に就職しました。看護師としての勤務が始まり，3 か月が経とうとしています。まだまだわからないことは多いのですが，日々，先輩方に支えられながら勉強しています。

　私が美須賀病院へ就職したいと思ったきっかけは 2 つありました。1 つ目は，美須賀病院の重見総師長が今治看護専門学校に老年看護の講師として来られており，その授業を受けたことです。授業では様々な資料により，業務を行う中で患者さんへの心遣いを忘れないことと，患者さん一人ひとりの QOL が向上するような働きかけをすることの大切さを学びました。川嶋みどり先生のことを知ったのも，重見総師長の授業がきっかけでした。

　2 つ目は，美須賀病院に老年看護学の実習でお世話になったことで

す。実習では，様々な福祉用具を使用した患者さんへのかかわりや，「て・あーて」，熱布バックケアなど，患者さんの安全安楽を考慮しながら医療と共に患者さんの自然治癒力に積極的に働きかけながら行う看護を見学させていただきました。また，お忙しい中，実習指導者の方々を始め，チームの看護師さんたちが丁寧にいろいろなことを教えてくださったことや，患者さん一人ひとりに対するケアをしっかり行っている様子を見学させていただいたことがとても印象深く，実習終了後，「美須賀病院ってよかったな」という想いがずっと残っていました。

　看護学校の卒業を控え，今治市内での就職先を考えた際に最初に思い浮かんだのが美須賀病院で，希望通り就職が叶いました。学生とは違い，資格を持った看護師としての仕事ができるか不安もありましたが，実習で顔見知りだったこともあり，やさしく温かく迎えていただきほっとしました。就職して，気づいたこと，実習ではつかめていなかったことも多々あります。患者さんのQOLが少しでもよくなるよう，看護師や多職種との話し合いや相談が気軽に行なわれ，また患者さんのことを職員がそれぞれに真剣に考え，様々な案をお互いに出し合える雰囲気が常にあることを知りました。

　あるターミナルの患者さんに対しては，少しでも安楽になるように，体位の工夫や物品の使用など，度々職員同士で相談しながら，様々な変更がされていきました。こんなにも一人の患者さんのために休日にも意見を出し合う先輩たちを目の当たりにし，涙が込み上げてきました。その後も患者さんの状態に合わせて様々な変更が行われました。

　食べる時の姿勢や，食事摂取・栄養に関しても，細やかなケアや管理が行われています。食事を摂取されない患者さんにも丁寧な口腔ケ

アが行われており，口腔内の清潔が保たれています。口腔ケアについては，学校では丁寧な実技を習わなかったので，先輩看護師から細やかな指導をしていただきました。胃カメラや手術の前にも丁寧に口腔ケアをすることで，術後の感染を防ぐことができていると知りました。先日，転院してこられた患者さんについて舌苔の付着が多いという申し送りがあり，患者さんの元に行きました。先輩が「これでは食欲が出ないわ」と話しながらケアをされました。「一度には無理なので毎日少しずつ丁寧にしていきましょうね」と声を掛けると，患者さんもうなずかれました。普通の感覚では食後に歯磨きですが，患者さんの状態によって，食前にケアをする人，食後にも眠前にもケアする人と様々です。患者さんの習慣を大事にしながら，専門職として必要だと考えるケアをします。舌苔のあった患者さんも絶食で転院されましたが，ゼリーから始め，現在量は少ないですが，3食摂取できるまでになりました。

　また，NST（栄養サポートチーム）カンファレンスが度々実施され，多職種で各患者さんの栄養補給方法・栄養状態の評価や，今後に向けての改善・提案を行い，患者さん一人ひとりがよりよい状態となるように常に管理されています。患者さんの嚥下状態の評価として，当院ではVF（嚥下造影検査）を行い，その結果と評価を多職種で共有し，患者さんへの食事介助に役立てています。

　嚥下状態が悪く，食事介助に特に注意が必要な患者さんに対しては，ST（言語聴覚士）の指導のもと，様々な職員が同様の食事援助を実施できるような配慮もされています。セラピストが作成した当該患者さんに対しての食事介助における注意書き（セッティング方法や道具，実施の流れ・注意点を詳細に記載）が患者さんの近くに設置されているため，新人看護師の私も安心して食事介助を行うことができ

ています。

　このように美須賀病院では，患者さんに対して細やかなケアと何度
にもわたる評価と改善，全体での管理がしっかり行われており，それ
ぞれの職員が患者さんに対して安全安楽でよりよい援助をしていこう
とする高い意識を持って勤務していることが日々感じられます。私も
引き続き，美須賀病院で業務を行う中で学びを深め，患者さんへよい
看護が提供できる看護師になれるよう努力していきたいと考えていま
す。

退院支援先で回復した
Aさんを通して学んだこと

渡邊　美雪

　私は，回復期リハビリテーション病棟で主に退院支援を行ってい
る。本人・家族の意思を聞きとり，患者さんの状態を総合的に判断
し，周りの状況を把握し，多職種連携をとり，院外各機関へつなぐこ
とをできるだけ最善の方法で行えるように心がけている。

　しかし，食事の自力摂取が進まないと受け入れてくれない施設が多
く，胃瘻の患者さんも人数制限があったりする。せっかく経口摂取が
お楽しみ程度にできるようになっていても，施設によっては中止とな
ることも多く，悩ましいところである。

　当病棟では，しっかり召し上がっていただくために，カロリー計算
したうえで，食事形態や見た目の工夫，トロミの程度，おやつ，多種
の栄養補助食品の中から適宜提供している。食欲アップができるよう

に，時には家族に好きなものを差し入れしてもらってもいる。また，食べる時の姿勢や方法をスタッフ皆が理解できるように，共有シートをベッドサイドへ提示している。摂取量アップ，身体能力アップを目指し，各職種が専門性を持ちできる限りのことを実施している。

本人のタイミングに合わせるリハビリの大切さ

　Aさんの老人保健（以下，老健）施設でのかかわりを聞いて，私が業務で再認識したことを述べる。2021年8月に低血糖性脳症にてリハビリ目的に転院となった60代女性のAさん。身長155cm，体重82.9kg。既往に統合失調症があり，心療内科を受診している。状態もよくなり，10月には自宅退院に向けて試験外泊をしてみた。しかし，その後動きが悪くなり，神経内科を受診したところ，パーキンソニズムを指摘された。

　11月に嘔吐があり，急性期病院へ転院となり，虚血性大腸炎のため緊急手術を行った。11月下旬に再入院となり，廃用・ADL低下がみられた。家族の希望で再度，神経内科受診され，パーキンソン症状が少しずつ進んでいると言われた。この時のADLは，起き上がり〜移乗はほぼ全介助であった。食欲もなく，本人と相談しながら栄養補助食品のペプタメンが飲みやすいと聞き，ペプタメン飲料（300kcal×3本）と流動食を合わせて1800kcalを提供。ペプタメンは全量摂取していたが，流動食は2〜5割程度であった。流動食を摂取した後，嘔気嘔吐をくり返すようになり，ペプタメン6本へ変更となったが，2月よりペプタメンも拒否するようになり，ますます食事量が減っていった。摂食意欲低下の原因が心因性のものかもしれないと，家族が心療内科に相談に行き内服を処方されたが，さほど変化は見られず経過した。3月のADLは，協力動作はあるものの全介助の状態

で，摂取量が少ない時は補液で様子をみていた。看護師は，むくんだ手足に「て・あーて」を実践し，セラピストは本人の体調をみながら離床できるように取り組んでいった。

しかし，回復期リハビリテーション病棟の期限も迫り，老健施設へ転所となった。退院時の食事は，アイソカルクリア 2 本と，「メイバランスぎゅっと mini」1 本の 1800kcal を提供し，頭位挙上 60 度で長座位セッティングにて飲用は軽介助で行っていた。退院時の体重は66.3kg だった。

2023 年 5 月，老健施設の方から自宅へ退院となる旨の連絡をもらった。当院を退院された姿からは想像できなかったので，驚いた。どのようなことをされたのか聞くと，「何もしてないですよ」とのお返事だった。何もしていないということは一体どういうことなのかを知りたくて，詳しくお話をうかがう機会を設けていただいた。

施設の方によると，入所後も A さんから「死にたい」など悲観的な発言があった。抗うつ剤を処方し，いったんパーキンソンと糖尿病の薬を切ってみたとのこと。食事は，気分のムラはあったが，重湯からおかゆを食べられるようになり，自助箸を使用できるまでになった。10 月に胆のう炎で入院となり，11 月再入所の際，体力は落ちていたが「帰りたい」と A さんが発するようになっていた。その後は，内服自己管理，排泄フリー，歩行器フリーとなり，できることが増えていったとのこと。桜の木の下で，巾着袋を首からぶらさげた笑顔の A さんの写真を見せていただいた。その巾着袋をいつも身につけており，何が入っているのか問うと，はにかみながらリップなどの化粧品を見せてくれたそうだ。退所時の体重は 60kg だった。

園長先生の計らいにより，フロア見学もさせていただいた。広い食堂兼レクリエーションの場所で，ソファーに座ってくつろいでいる方

やパズルをしている方など，それぞれが自分の時間を過ごされていた。ここでAさんと仲良くなった利用者の方がいらっしゃったとのことだった。

職員間でのかかわりは，本人の気分の良し悪しの日を情報共有し，声掛けも統一するようにしていたという。気分が落ち込んでいる時は，最後まで話を聞き，できるようになったことや頑張っていることを褒めるようにしていた。本人が嫌な思いを発した時には，合理的配慮を行った。フロアには常時セラピストがおり，Aさんにそれとなく何度も声をかけ，本人がやってみようと思ったタイミングでリハビリを実施していた。初めてトイレへ行きたいと言われた時は，本人が信頼している職員の介助で行い，少しずつ成功体験を繰り返していったとのことだった。

病院の環境と比較してみると，本人が居室から出て大勢と過ごすこと，リハビリの時間が決められていないことが大きな違いだと思われる。施設の環境，本人が自信と落ち着きを取り戻す時間，なにより本人のタイミングを見計らって実施されるケアやリハビリ，そしてこの時間が，本人・家族の気持ちのゆとりへとつながり，総合的によい方向へ向いていったのだろう。施設の方が，「何もしなかった」と言われるのは，「特別には何もしなかった」ということだろう。

私は，自分が本当にその人に合った支援ができていただろうかと自問してみた。患者さんから「忙しそうだったから声がかけられなかった」と言われることがあるが，本人とじっくり向き合うことを怠っていなかっただろうか。入院期間は，その方の人生の一部分の時間ではあるが，寄り添い，理解しあえるように精一杯行いたい。

退院する頃には本人・家族が思うほど結果が出ていなかったとしても，次の行き先で本人そして家族を支える支援は継続されている。リ

ハビリには終わりがないし，方法も1つではない。回復期リハビリ病棟の限られた時間の中では難しくても，当院の療養病棟でも経験するが，行った先の施設でゆっくり改善する方がいる。退院された方々のその後を，スタッフ間で共有し，専門性の見直しや振り返りができるきっかけになるよう，病院全体のスキルアップにつなげていきたいと思っている。

決められた量を食べることの難しさ

大澤 聡

2013年に福岡市で開催された，第3回日本リハビリテーション（以下，リハ）栄養研究会学術集会に，医師，看護部総師長，回復期リハ病棟師長，リハ部室長，そして私の5人で参加した。当時は，今ほどリハ栄養に馴染みがなく，「栄養ケアなくしてリハなし」というキャッチコピーも斬新なものであった。研修後は職場で伝達講習を行い，リハ栄養の考え方が職場内にも浸透していった。10年経った今でも，その考え方には説得力がある。しかし，それを達成するうえでの課題もある。

私たちは，摂食嚥下障害のある患者さんに再び口から食べられるようになるように接している。その患者さんたちに共通していえるのは，口から食べられるようになると，目を見張るように活気が出はじめ，話す力や身体機能も向上していくことである。一方で，経管栄養の患者さんたちは，低栄養状態から脱することはできても，活動性の向上は見られず，体重ばかりが増加し，皮肉にも介助しにくい体型に

なる。このことから，後者は前者に比べて脳細胞まで栄養が行き渡っていないように思われるほどである。それだけに，口から食べるということは，原動力の源であると実感する。

　ここからは，量を食べることの難しさについて述べる。嚥下訓練により，口から少しずつ食べられるようになった患者さんたちには，次の課題が待ち受けている。それは，決められた量を毎食食べることである。患者さんたちは，目の前に置かれた食事に驚愕する。その理由は，量が多いからである。特に回復期リハ病棟では，リハの量が多くなる分，必要な栄養量も多くなる。

　このことは，もともと小食な患者さんにとっては一大事である。どんぶりに盛られた主食や大皿の副食は，まるで成長期の食事のようである。家族からは，元気なときからこんなにたくさんの量は食べていません，と発せられるのがお決まりである。患者さんたちは，口から食べられるようになった喜びから，最初のうちは食べることに懸命になる。しかし，それらは徐々に苦しみへと変わり，いつしか食べる気をも失ってしまう。

　私はしばしば「カロリーはそのままで見た目を少なくしてほしい」と管理栄養士に依頼をする。管理栄養士は，少量で高栄養になる栄養調整食を加えて調理したり，主食・副食を減らす代わりに高カロリーゼリーを付けたりして対応する。しかし，それでも食べきれない患者さんたちは少なくない。ときには間食におやつを出したり，食べたいものを家族に持ってきてもらうようにお願いしたりもする。このような状況は，摂食嚥下障害のある患者さんたちに限らず，食べる能力のある高齢の患者さんたちにも多くみられる。「もっと食べて」「これだけは食べて」という看護師の声が食堂に響く。楽しいはずの食事が，いつしか義務的なものになっていく。患者さんたちは，食べなければ

いけないとわかっていても食べられず，焦燥感に駆られているようである。

　リハ栄養とは，リハを必要としている患者さんに対し，リハの内容を考慮した栄養管理と，栄養状態を考慮したリハを行うことである。前者を優先すると，多くの食事量が提供されることがある。実際，食べられない量を提供して，多くの残食が発生している。それならば，初めのうちは食べられる量のみを提供して，それに見合ったリハを計画すべきであろう。結果的に，必要な栄養量を食べられない患者さんや低栄養の患者さんには，運動量の多いリハを控えることになる。きっと，食べられる量を提供して完食できた方が，患者さんの満足度は高いし，もっと食べたいという気持ちも生むのではないだろうか。それが高じて栄養状態が改善すれば，リハの内容も充実してくるであろう。

　私は年齢を重ね，美味しいものを少しずつ食べたいと思うようになってきた。40代の私がそうであるなら，高齢の患者さんたちはなおさらであろう。また昨今，食品ロスが問題になっている。病院食も，その1つである。命にかかわる医療者こそ，命ある食べ物を大切にしたいと願うのである。先日，栄養士たちと対談の機会があり，本文の内容を問いかけた。すると，私の思いに賛同してくれる部分もあったが，多くは「それは理想だ」という話で終わってしまった。彼らは，栄養状態をデータで客観的に評価する傍ら，見た目や味においても患者さんに喜ばれる食事を提供するという責務を担う。残食の量が多い時はさらに，その重さに直面させらせる。

　福岡での研修会の後，5人でふぐ料理を食べた。もっと食べたいという気持ちにさせてくれた少量で美味しい食事は，今でも脳裏に焼きついている。

食べるよろこびと「側臥位法」という生活行動援助

山本　万喜雄

食べる・排せつする・寝る・遊ぶ・働く

　深谷市にあるさくら・さくらんぼ保育園で，自然の精気を吸収する子どもたち。川島浩さんの写真集『ヒトが人間になる―さくら・さくらんぼ保育園の 365 日』（太郎次郎社エディタス，1984）には，太陽や水と出合う・はだしで走る・リズムであそぶ・表現する・楽しくはたらく・畑をたがやす・畑の収穫物をわけて食べる・自分でやる子どもたちの輝きが溢れています。斎藤公子代表園長が語ったように，「生命力の強い子どもは，飲んだり食べたりすることに意欲的であり，排泄も旺盛」です。他方，さくら・さくらんぼの保育実践の作品「さくらんぼ坊や」（山崎定人監督，全 6 巻）は，授業で観てきました。ところが，この子らの写真が川嶋みどり著『看護の癒し―そのアートとサイエンス』（看護の科学社，1997）の中で，人間の可能性に働きかける生活行動援助に添えられていたのです。

生活行動援助の「側臥位法」

　食は文化。「口から食べる」ことができなかったらどうするか。医療生協さいたま看護部編『続　地域とともに産み・育み・看とる』（本の泉社）によると，秩父生協病院の回復期リハビリテーション病棟で働く看護師の大川さんは，「摂食・嚥下」のリハビリテーションに取り組む支援チームの一員になりました。2016 年，言語療法士か

ら「横向きに寝たままの姿勢で食事をとる」食べさせ方があり，この方法で食事介助すれば，「嚥下機能の低下している患者でもより安全に飲み込みができるようになり，口から食べられるまで回復するケースがある。誤嚥防止，食形態の向上，低栄養の改善などにも抜群の効果が期待できる」と説明を受けたという。この画期的なケア方法を開発したのは，長野県飯田市にある健和会病院リハビリテーション科の福村直毅医師（2012）。常識やぶりのこの方法が本当に有効なのか。スタッフ8人は，長野県に研修に出かけ，その理論と援助技術と配慮すべき留意事項を学んできました。病棟全職員に納得してもらうために福村医師を講座に招聘し，現場が動き出すことができるように研修を深めたそうです。日々実習を繰り返し慎重な検討を経て，90代患者の山瀬氏に「側臥位法」を実施し，めきめき回復。また2020年には，脳出血・脳梗塞により高次脳機能障害となり，死ぬことばかり口にしていた60代の元教師・田所氏に多職種チームで粘り強く働きかけ，入院してから1年後，食事を自力で摂れるまでになったという。そのプロセスは，美須賀病院の実践と同様，患者との協働の営みでした。

究極のケアのアートとサイエンス

いま人間が人間らしく，そして自分らしく生きていくために看護の営みの可能性に改めて注目し，こうした看護師を含む医療者集団の経験知の集積から学ばなければなりません。悪性の脊髄腫瘍で入院した9歳の少女への部分清拭の積み重ねにより，少女の頬はピンク色に。川嶋みどり氏の看護の原点になったこの看護治療の具体事例は，まさに知の泉です。

§5

　当院の２代目院長が若くして脳出血を患い，大阪の病院でリハビリを受けました。愛媛大学医学部附属病院に就職の後，美須賀病院の院長として実家に戻りました。今治市内で一番早くリハビリの設備や仕組みをつくったと聞いています。リハビリスタッフは真面目な人が多く熱心で患者さんの回復もよくて，「リハビリをするなら美須賀病院」と言われるまでになっていました。

　見学者が増えてきましたが，決まって「リハビリと看護部の仲が良いですね」と言われます。私たちには普通のことで秘密などありませんが，セラピストに原稿依頼をしてみました。心に残る患者さん，特に在院日数を短くする流れの中，期限一杯入院リハビリをして，在宅復帰に至ったケースをPT，OTの立場から書いています。そして，リハビリカンファレンスの変遷についても医師が書きました。当院の特徴は，「好きなことが発言できる場」と「共通言語があること」だと思います。（重見　美代子）

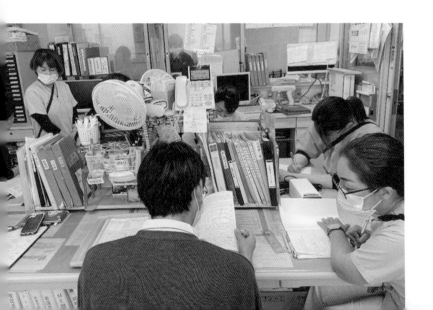

リハビリカンファレンスの実際

小松 紀子・藤堂 浩興・田中 宏明・小松 次郎
渡辺 高志・岡本 将利・久保 健二

はじめに

　リハビリテーション診療においては，「診察→リハビリ処方→評価
→目標設定→訓練実施→再評価」というプロセスを経ています。この
間，患者にかかわるスタッフが共通認識を持っていることが大切で
す。そのために定期的にリハビリテーションカンファレンス（以下，
リハカンファ）を開催し，意見交換と共通認識を図ることが必要不可
欠です。

　リハカンファの開催方法については，より実効性のある開催に向け
て，各施設においてそれぞれ工夫が行われていると思います。ここで
は当院のリハカンファの実際について報告します。

美須賀病院リハビリテーション科の紹介

　昭和 26 年，現在地に小松藤一医師が開設した診療所に端を発し，
以後，病床を付設し，昭和 55 年，複数の診療科を持つ病院へと変更
しました。この時，整形外科，リハビリテーション科が加わりまし
た。

　平成 19 年，療養型病棟に回復期リハビリテーション病棟（以下，
回復期リハ病棟）24 床を開設しました。平成 26 年，一般病棟 29 床，
療養型病棟（回復期リハ病棟 42 床，療養病棟 28 床）に再編し，現
在に至っています。現在は内科，外科，循環器科，脳神経外科，整形

[表1] 施設基準等（リハ施設認可）

脳血管疾患等リハビリテーション	1
廃用症候群リハビリテーション	1
運動器リハビリテーション	1
呼吸器リハビリテーション	1
回復期リハビリテーション病棟入院料	1
体制強化加算	1

外科，麻酔科，小児科，リハビリテーション科（以下，リハ科）を標榜する99床の病院です。

　リハビリテーション科においては急性期リハビリテーション（以下，リハ），回復期リハ，療養病棟での維持期リハに取り組んでいます [表1]。

現状のリハカンファについて

　リハを受けるすべての患者について定期的に行われるリハカンファ以外に，個々の患者について関係する職種が集まって行うケースカンファ（不定期），退院前カンファなどがあります。ここでは，定期的に行われるリハカンファを中心に述べます。

　概要は，表2をご参照ください。

　開催準備では，リハカンファ担当セラピストが事前に各回の患者リスト [図1] を作成して関係者に配布します。1日当たり，多い時で10人程度です。この患者リストは当日の進行表を兼ねています。

　予定表作成に際しては，個々の患者について，リハ開始時および一定期間経過後，必ず予定に組み入れて，リハ進行状況と目標達成状況について共通認識ができるようにしています。予定表作成にはスケ

[表2] リハカンファ概要

開催頻度：毎週月〜金曜日（祝日除く）
16：45 〜予定患者全員についてのカンファレンス終了まで（17：30 頃には終了を目途に予定を組んでいるが，困難事例があれば延長）
場所：院内会議室
形式：対面にて実施。個々の患者について，担当リハスタッフ報告に続いて質疑応答，目標設定確認や変更を決定し，その場で必要な書類への記入を完成
出席者：担当医師（診療科医師，リハ担当医師）リハ室長，看護部総師長，病棟看護師，リハスタッフ（PT，OT，ST，実習生），社会福祉士，管理栄養士など

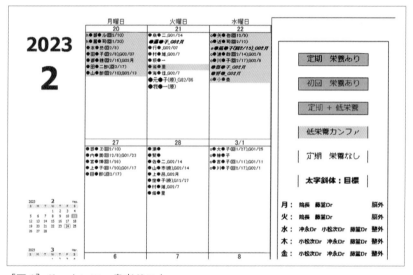

[図1] リハカンファ患者リスト

ジュール管理ソフト等を利用しています。

　実施の実際についてですが，患者リストに従って，個々の患者ごとに関係者が会場に集合し，当該患者のリハカンファ終了後に退出しま

す。当日の予定患者のリハカンファが終了するまで，関係者は入室と退出を繰り返します。必ず対面で必要な協議や質疑応答を行い，その場で関係書類への記入を行います（入院カルテ，カンファ記録，目標設定シート用紙，栄養管理カルテ等）。

リハカンファの変遷

　リハ科開設当時のリハカンファを振り返ると，セラピストの発表を聞いても，リハ専門用語が理解できず，聞き流しの状況でした。しかし，繰り返すうちに次第に患者の状態をイメージできるようになっていきました。そのうちにリハ目的の入院患者が増加するにつれて，リハスタッフの拡充を図り，大所帯になっていく中でリハカンファの方法を模索するようになりました。その際には，医師をはじめ関係職種が必ず出席し，対面で，直接意見交換することを重視しました。部署ごとにそれぞれ業務のこなし方が違い，仕事の時間の流れが違う中で，一堂に集まれる工夫に意を用いました。

　試行錯誤を重ねる中で，担当医師ごとに日程および進行表を組むこと，医師・回復期リハ病棟専従医・総師長は最初から最後まで出席し，その他の職種は，担当患者ごとに出たり入ったりする方式を取り入れました。

　コロナ禍にあっても対面開催を実行しました。リハカンファ会場の窓と入り口ドアは常に開いておく等の感染対策を講じていて，現在まで，リハカンファでコロナ感染が発生したと考えられる事例はありません。

カンファ開催方法，内容の変更についての検討経過

　記録をひもといてみると，当初，リハカンファは 2 週間に 1 度，

昼休み時間帯を利用して行っていました。参加者は，医師全員，看護部は代表者，セラピスト全員で，セラピストが口頭で発表しました。発表内容は，以下のとおりです。

①個々のセラピストごとの担当患者数および経過報告。入退院，再入院，リハを長欠している患者などの総括に加え，新患のリハ報告，看護師からの報告，医師からのコメントや指示など。

②リハ主任がノートに記録したが，医師カルテには記載していなかった。

平成8年9月，厚生支局による病院適時調査があり，リハ診療について指導を受けました。リハ評価は，老人，一般の区別なく，実施患者に対して，1，2，3，6か月とそれ以降最低6か月単位で評価を実施すること，リハカンファは入院リハ対象患者全員について行うこと，定期的に報告を行うことなどでした。おおむね3か月ごとには報告できるよう，患者別リストを作成，またリハカンファ議事録用紙を作成し，医師カルテ，リハカルテに保管することにしました。

平成19年に開設した回復期リハビリテーション病棟では，患者の在宅復帰に向けた取り組みが強化されていきました。その中で，形式的なリハカンファが増えているのではないかとの反省があり，回復期リハ病棟専従医師との間でリハカンファを充実させようとの動きが始まりました。そして，他病棟入院患者についても，従前のリハカンファの振り返りと見直しに向けて取り組みが始まりました。これを受けて，カンファスケジュール作成係を決めることにしました。諸事情によりリハカンファを欠席する場合には，当該患者の状況を把握している者が出席することとしました。

平成21年，回復期リハ病棟のリハについて，同病棟師長，総師長，リハ室長の三者でミーティングが持たれ，情報共有およびリハ計画立

案のさらなる充実に向けた協同の重要性について相互に確認しました。一般病棟師長から，入院を機に身体障害者手帳の申請を行う患者について，発症より3～6か月で行うことにより，リハカンファ時に情報を上げることにするとの申し出がありました。社会参加や環境にかかわる情報共有についてもリハカンファの場を有効に利用していこうということになりました。この時点で当院にソーシャルワーカーは不在でした。

　これまでは，回復期リハ病棟入棟時に，新たに入棟時リハカンファをしていました。しかし，看護部からの提案を受け，事務部にも問い合わせながら，リハは病院全体として一連の流れの中で行っているため，病棟が変わったことを理由とするリハカンファは無意味だと考え，回復期病棟への入棟時のリハカンファは廃止しました。

　平成25年，看護部総師長，回復期リハ病棟師長および専任セラピスト6名によるミーティングで，さらなる問題点が上げられました。

　①まだ意見が十分に言えない雰囲気がある。

　②そのため情報共有ができない。意思統一ができない。共同で働きかけができない。結果として，対応が消極的となり，積極的リハの展開が不十分となっているのではないか。そこで，協議を行い，以下の対応をとることにしました。

- 患者・家族の生活視点で目標を設定して，共有する。
- 病棟生活に密着した訓練の導入と積極的展開を促進する。方法やリスクは共有する。
- もう一歩踏み込んだ議論をする場を設けることで，各職員が経験を積みレベルアップしていく。関係職種が集まってチームをつくる。まずは，「セラピスト－看護師ケースカンファ」を始める。

ここから具体案として，ケースカンファ（個別ケース検討）の場を

設ける試みが始まりました。

　平成 26 年より，リハカンファに常にリハ管理職が出席することで，あらゆる事項への迅速な意思決定が行えるように体制を整えました。

おわりに

　筆者は，昭和 55 年のリハ科開設以来，同じ職場にいて他施設の状況を知りません。当院でリハビリテーションを行う中で発生する問題について，その都度協働で試行錯誤的に対応する中でできた方式です。かかわるスタッフが額を集めて問題解決を図る中で，職種間の共通認識が生まれたと考えています。特に，看護師がリハビリテーション看護に注力し，病棟内での患者の ADL を日常生活目線で観察し，その内容をリハカンファで積極的に発言することで，より効果的なリハが行えていることと確信しています。

患者の願いを叶えるために

池田　進太郎

はじめに

　多職種が協力することでいくつかの目標達成につながった患者さんがいます。A さん（30 代前半）の女性です。ご主人と子どもと共に生活をしていました。夏のある日，自宅で倒れていたところを夫に発見され，救急搬送されました。搬送先の病院で脳出血を認め，手術となりました。当院に転院されたのは，発症から 1 か月後のことでした。

入院時の状態は，寝返りや起き上がりなどの座位までの基本動作は自力で可能でしたが，車椅子移乗やトイレ動作には介助が必要な状態でした。移動手段は車椅子でした。運動麻痺は重度で左股関節の随意運動は見られませんでした。感覚障害も重度で，左膝を動かしてもどちらに動いているかわからない状態でした。高次脳機能障害もありました。体幹は安定しており，左の握力は20kg程度あり，コミュニケーションも可能でした。

トイレに1人で行きたい

1回目のカンファレンスで，トイレ動作や移乗動作の介助量の軽減を目指すことや，長下肢装具を作成することが決まりました。理学療法では，長下肢装具での歩行練習が始まりました。はじめは踵をつく位置がバラバラで介助が必要な状態でしたが，安定し始めた頃にはリフトを使用した歩行練習も導入できるようになりました。

また，作業療法では，車椅子でトイレに移動できるように車椅子の調整や動作訓練を行っていました。徐々に動作の改善が見られ，スタッフ同士で相談しながら訓練を進め，短期目標だった車椅子を使用してトイレでの排泄動作が1人でできるようになりました。

卒園式や入学式に歩いていきたい

歩行練習は，長下肢装具から短下肢装具を使用しての方法へと変化していきました。それは短下肢装具の装着訓練の開始でもありました。理学療法では短下肢装具での動作に合わせて，4点杖やリフトを使用して練習していきました。また幼稚園や学校での動作を想定し，4点杖での階段昇降や，屋外歩行も行いました。作業療法では短下肢装具の装着自立を目指し，座面の高さや足台の使用などの環境設定と

動作練習を行い，自身で装着できるようになりました。リハビリスタッフが管理していた装具が，Aさん自身の道具になった瞬間でした。その後Aさんは，無事に母親の介助のもと，歩いて卒園式に出席し，階段を上り下りできました。目録も読み上げたそうです。

家でお風呂に入りたい

歩行練習では，装具なしでの方法も導入していきました。同時に杖なしや壁伝いでの歩行も必要でした。理学療法では脱衣所から浴室への移動，浴室から浴槽への移動を想定し，装具なしでの敷居のまたぎや立ち座りの動作練習を行いました。作業療法では自宅内での移動を想定し，伝い歩きでの手を着く位置の高さに合わせたり，床面では段差をつけるなどして練習を行いました。

また，女性の看護師がチームを組み，実際の入浴場面に立ち合いました。家屋調査に行った際に撮った写真を中心に，理学療法士・作業療法士・看護師が話し合い，入浴場面での手すりの位置案が完成しました。退院後Aさんは母親の介助のもと，自宅で入浴可能となりました。

おわりに

ゴール設定は，客観的評価だけでなく，患者の主観も必要です。今回，目標設定において客観的評価に患者の意思が加わり，それに向けてスタッフが介入しました。スタッフが主体的に動けて，話し合いができる状態でした。それは，Aさんの退院後の生活がスタッフ間で共有できていたからではないかと思います。当院リハビリテーション部の理念は「生活をより豊かに送れるようにすること」です。これからも患者の生活を見据え，患者に関心を持ち，理念に沿った行動がとれ

るよう努力したいと思います。

退院後の生活を考えて

久保 健二

はじめに

　近年では，どんどん入院期間が短縮する傾向にあります。そのため，入院可能な期間を残しながら家庭復帰や次の施設に移るケースが増えてきたように思います。そんな中，期間いっぱいを使い効果が上がったケースをご紹介します。

ケースの紹介

　前項で紹介したＡさん（脳出血による左片麻痺の患者さん）です。

　Ａさんの問題点は，麻痺も比較的重度ですが，それに加えて左側無視と注意障害といった，高次脳機能障害を合併していることでした。また，年齢も若く，介護保険を利用できないことや，就学前の子どもを抱えていること。何よりこれからの人生がまだ長いこともあり，早い時点のカンファレンスで，「退院後の生活を考えて，入院期間いっぱいを使い，リハビリをしましょう」という方向性が出されました。

高次脳機能障害について

　ここで少し，左側無視についてふれたいと思います。脳卒中の場合，左片麻痺（右脳損傷）に多く見られ，左への関心が弱く，左からの呼びかけに気づきません。麻痺した左の手足の管理が苦手で，車椅

子から手や足が落ちていても気づかず，そのまま動こうとすることがあります。また，食事の時に左側の物に手をつけなかったり，服の左右がわからず，うまく着られないことがあります。重度になると左側に関心がないため，常に顔を右に向け左を向こうとしないことがあります。

　Aさんの場合は，そこまで重度ではありませんが，入院当初は注意の障害も伴い，手足の管理ができなかったり，左の物に気づかなかったりすることが多く見られました。私の経験からすると，これらの症状は半年から1年くらい経つと脳の混乱が落ち着き，うまく対応できるようになってくるように思います。

回復期リハビリテーション病棟入棟時

　次にAさんの経過をご紹介します。入棟は発症から47日目であり，麻痺も重く左の感覚鈍麻も見られました。左側無視は強く見られ［写真1-①］，ADLも食事以外は一部から全介助の状態でした。FIM（機能的自立度評価法）は65/126点でした。

　日常生活場面では，左手や足の管理ができない。使い慣れたスマートフォンや携帯音楽プレーヤーの操作ができない。ベッド周りや床頭台の物が落ちても気づかない，見つけられない，なくすといったことが多く見られました。また，少しボーっとしている感じがあったので，頭の状態を把握するために「今日の頭の天気はどうですか」という質問をすることにしました。Aさんからは「晴れっぽいです」とか「今日は晴れです」「晴れ時々曇りです。今は少し晴れです」，また，冗談交じりに「今日は台風です」といった返答が見られ，Aさんの状態把握に役立ちました。

入棟から約3か月

　発症からは約4か月が経過する頃になると，高次脳機能障害に改善傾向が見られるようになりました［写真1-②］。Aさんからは「左側が見えないみたいなんです」という発言が見られるようになり，顔を正面に向けていることが多くなりました。そして，車椅子駆動時は，廊下の右側を通り左側が衝突しない工夫が見られるようになりました。

　ADL面においてはトイレが自立するなど自分でできることが増え，FIMの点数が86/126点と改善してきました。また，左手の保護のために使っていた三角巾をはずし，自己管理してもらうようにしました。その結果，左手に意識が向くようになり，手の指が少しずつ動くようになってきました。

入棟から約5か月

　現在のリハビリでは疾患により，標準的算定日数が決められています。つまり，「これ以上リハ

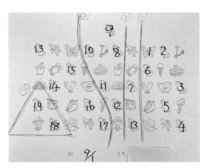

①4回の声かけが必要

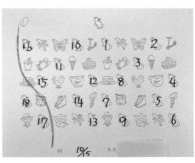

②1回の声かけで可能

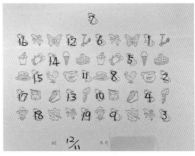

③声かけなしで可能
［写真1］うさぎの絵を見つける検査

ビリをしても効果が期待できないのでリハビリ終了を検討しなさい」
ということです。ただし，リハビリを継続することで状態の改善が期
待できると医学的に判断できる場合は，実施することが可能です。脳
血管障害の場合は，発症から 180 日となります。

　A さんは，発症から 6 か月が経過する頃，改善が期待できると判断
され，継続することになりました。この頃になると高次脳機能障害も
かなり改善が見られるようになりました［写真 1- ③］。ADL では
FIM の点数も 110/126 点となり，更衣動作と入浴動作が一部介助，
その他は車椅子で院内自立レベルとなりました。また，回復期リハビ
リテーション病棟に入院できる期間も残り約 1 か月と迫ってきた頃
からは，退院後に必要なのは「自分で考える力である」と考え，作業
療法では，病棟生活場面で失敗してもすぐにはアドバイスをしなかっ
たり，意図的に困難な場面を設定して「どうしたらよいか」を本人に
考えてもらう場面を多くしたりしていきました。その結果，入棟から
174 日目に，無事，自宅退院をすることができました。現在は週 2 回
外来リハビリに通いながら，地域活動にも参加しています。

おわりに

　決して全ての患者さんに入院期限いっぱいを使い，リハビリを実施
することがよいとは思いません。中には，今後を考えると，「入院し
てリハビリを継続するよりも早く，自宅に帰った方が患者さんにとっ
て幸せではないか」と思われる方もいます。その一方で，A さんのよ
うにしっかりと時間をかけてリハビリを実施する必要がある方がいる
ことも事実だと思います。今後も「退院後の生活を考えて」，他職種
と連携を取りながら日々の業務に取り組んでいきたいと思います。

カンファレンスに参加して思うこと

沖濱 汐梨

　作業療法士として働き出して，5年が経ちます。私は，限られた時間の中で伝えることが苦手です。そのため，いまだにカンファレンスに参加する際は，緊張しています。

　カンファレンスはリハビリ目標やリスク管理などの患者さんへの共通認識を持つためには，欠かすことのできないものです。そのため，「私は，しっかり他職種に伝えたいことを伝えられているのだろうか……」「もっと適切な言葉で伝えられたのではないだろうか」とカンファレンス後はいつも考えてしまいます。入職して初めてのカンファレンスは，なかなかうまく伝えることができずにいました。そんな時，「カンファレンス以外でも，もっと看護や介護等とリハビリでの情報の共有を密に行っていきましょう」という提案がなされました。カンファレンスでうまく伝えることが苦手な私にとって渡りに船でした。それからは，普段の業務から細かに情報の共有を心がけています。

　そのような中で感じたことがあります。例えば，バイタルに対してリハビリでは運動負荷をかけていくため，やや過敏になりがちです。しかし，看護では日常生活を安全に送るためのバイタルと捉えており，バイタルの捉え方でも職種によって少し違いがあるように感じました。それからは，カンファレンスで報告する際は，捉え方の違いも意識しながら報告するようにしています。

　このように違いを共有しながら，お互いに患者さんへの共通認識を

高めることで，よりよい医療・看護・介護・リハビリにつなげていきたいです。そのためのスムーズなコミュニケーションを日々模索しています。

　その結果，少しずつではありますが，以前より「患者さんの状態を共有し合えている」と感じることがあります。しかし，私自身が業務に追われる日々の中で，情報の共有が疎かになってしまうこともあり，「細かな情報の共有ができているのか」というと，道半ばというのが現状です。

　今後もカンファレンスでの情報の共有はもちろん，普段からの情報の共有をより大事にしたいです。そして，患者さんに寄り添った病棟訓練や ADL アップなどが少しでもスムーズにできるように頑張りたいです。

リハビリと看護部の関係

重見　美代子

　ノーリフティングケアや「て・あーて」の実践を通して，見学者が増えてきました。訪問してくださる方々から，「リハビリと看護部の仲がいいですね！」とか，「リハビリとの協働が課題なんです」という声をよく聞きます。私は，当院の関係性が普通だと思っています。ただ，カンファレンスの時に共通言語にこだわった過去があります。特有の言い回しや，特殊な評価のスケールなど，わからないことはとことん質問しました。徐々にかみ砕いて説明してくれるようになり，患者や家族の要望・生活の背景などにも目を向けてくれるようになり

ました。けんか腰ではなく，落としどころを探り合う，そんな関係だと思います。

　リハビリ看護は最近では教科書にも載っていますが，私にはリハビリの知識がなく，カンファレンスでも押され気味の時もありました。しかし，経験を重ね，研修を受け，対等に話ができるようになってきました。

　以前はリハビリスタッフが少なく，看護師や看護補助者が訓練時間に遅れないようにリハビリ室まで送迎をしていました。業務をこなしながら，時間を忘れないようにタイマーをかけて対応したことを懐かしく思い出します。

　看護界で「できるADL」（意識的に行う動作）と「するADL」（無意識に行う動作）の違いが問題になったことがあります。当院でも該当する患者さんがいました。そこで，ベッドサイドや病棟での訓練を依頼しました。装具をつける練習・靴を履く練習をはじめ，トイレ介助も積極的に行ってくれるようになりました。リハビリのスタッフが増員されたこともあり，看護部の送迎の役割はなくなりました。

　病室や病棟での訓練を目にする機会が増えたので，リハビリスタッフとの会話も増え，看護師たちの知識につながっていきました。また，リハビリスタッフも夜間の様子を看護師に確認したり，困っている点や，目標を確認し合ったりと，とても有意義なミニカンファレンスとなっています。患者さんの状態に合わせてもちろん訓練室や，屋外での訓練も実施しています。

　在宅介護に向けて，リハビリスタッフと看護師がカンファレンスで福祉用具の選定をし，使用方法の説明や練習を重ね，患者さんや介護者に合ったものを最終決定します。患者さんの希望「家に帰りたい」を叶えるために，知恵を出し合い，目標に向かってリハビリをし，在

宅支援につなぎます。

　当院のリハビリと看護部が，仲が良い理由はよくわかりませんが，患者さんを真ん中に意見をぶつけ合うからかもしれません。今後も支え合って話し合いをしながら患者さんに寄り添っていきたいと思います。

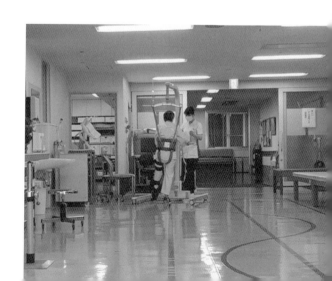

いのちある言葉に支えられて

山本 万喜雄

触れて癒すナースの手（原詞：川嶋みどり）
触れて癒す手　励ます手
さすってあげたり　つかんだり
治す力を引き出して
心を伝え　思いを探り
　　　ぬくもりつなぎ　　共にある手
明日の希望に気づくよう

　この「てあーての歌」は，川嶋みどり著『あなたの看護は何色ですか』（看護の科学新社，2021）に収められています。野の花や草が美しい色で描かれた渡辺淳氏の絵に添えられた，みどりさんの看護詞花集。本書を手にすると，美須賀病院の看護実践と見事に響き合います。
　ところで私は，2003年から4年間，愛媛大学教育学部附属養護学校（現特別支援学校）校長を併任していました。子どものいのち最優先を大事にしていた知的障害の教育現場で，いのちある言葉に支えられたことがあります。3事例を紹介することにしましょう。

「あのS，いたずらができるようになった」

　ある日の昼休み，非常ベルが鳴りました。何事が起ったか！　校長室を飛び出し，体育館に飛んで行きました。するとそこには，しょん

ほり立っている小学部1年の子がいました。その時、傍にいた担任は、私に「あのS、いたずらができるようになった」と発言したのです。

常々、「問題行動」を発達要求行動ととらえてきました。それだけにSの行為に対して、管理的言葉ではなく共感を示す教職員が、この学校にいたことがうれしかったです。

「トラブルのときが子どもの育つとき」

高等部の入学選考時の保護者面接で、一人の母親がつぶやいた言葉です。多くの場合、トラブルを避けようとしがちですが、わが子の成長のためにあえてトラブルに立ち向おうとしていました。しかし、この言葉の背後にはどれほどの涙や悩みが秘められていたことでしょう。障害をもつ子どもの子育てに疲れた保護者を見てきた私には、よくわかります。

「これからが楽しみです」

ある年の終業式の日、修了証を渡そうとした時、小学部1年の子がパニックを起こしました。彼の見通しの中には、練習のときにはいなかった前からビデオを撮る知らない人の存在が嫌だったのかもしれません。式の後、母親に、「彼、今日はちょっと調子が悪かったようですね」と話しかけたら、思いがけない言葉「これからが楽しみです」が返ってきました。この楽天性はどこからくるか。学ぶとは我にやさしさ刻むこと。発達障害をもつ子どもの親たちでつくる学習サークルの中で育てられたのかもしれません。

このような応答関係をつくるためには、日々の読書や映画・演劇の鑑賞など豊かな想像力を磨く時間と、仲間たちと楽しみながら語り合うひとときが不可欠なのです。

信頼なくして安心なし、安心なくして対話なし。

§6

　私の父は，元気な頃から「人間，口から食べられなくなったらおしまいや」とよく言っていましたので，父の最後は経口摂取ができなくなった時点でチューブ栄養はしないと決めました。それでも父の命を自分が決めていいのかと悩みました。最後まで口から食べることができる幸せを患者さんや家族と喜びたいと思います。

　言語聴覚士が3人いますので，VFをし，どうすれば食べられるか，体位や食形態を探ります。誤嚥が少ない体位や一口の量や道具の選定，舌のどの部分に食塊を置くか等，チームで統一したかかわりができるような工夫もしています。

　細かな食事内容の注文に栄養科はどんなことにも応えてくれます。季節の食材に加えて行事食もつくります。おかゆの巻きずし，リクエストを受けて唐揚げや焼きそばも登場します。特に暮れの餅つきに参加した患者さんには驚くことが多くあります。(重見　美代子)

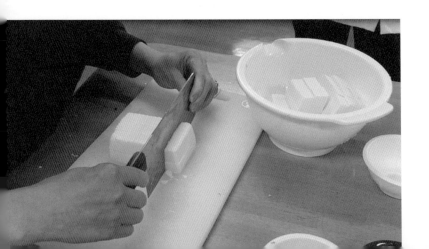

「食べる」を諦めない

篠塚 剛・大澤 聡・森岡 新之助

　「食べれんかったら生きとる意味がない」それは，初めて K さんと話したときの言葉です。K さんは敗血症後廃用症候群のため，歩行や嚥下が困難となり，リハビリ目的にて当院に転院してこられました。入院時の主栄養ルートは経鼻経管栄養で，発症後 1 か月間は経口摂取をしていませんでした。口から食べて歩けるようになって自宅へ帰りたい，うなぎやアイスクリームなど好きなものを食べたい，というのが K さんの要望でした。入院時の嚥下スクリーニング検査の結果は，決してよくありませんでした。そこでビデオ嚥下造影検査（以下，VF）を実施しました。VF では，造影剤入りの食べ物を用いて，嚥下運動や適切な食事形態，食べる時の姿勢を評価します。

　当院では，摂食嚥下障害のある患者さんに対して入院時に VF を実施し，どのようにすれば経口摂取が可能になるかを検証します。また，それらが直ちに「困難」と判断した場合には，胃瘻が必要かどうかも検討します。K さんは発症 66 日目に初回の VF を実施しました。

　姿勢：リクライニング位 30 度，食形態：水分（中間とろみ），一口量：小スプーン 1 杯にて，早期咽頭流入，咽頭残留があり，誤嚥を認めました。固形物（プリン状粥とソフト食）では，水分同様に早期咽頭流入，咽頭残留がみられました。喉頭侵入後に喀出を認めたため，誤嚥はありませんでした。

　これらの結果から，すぐに 3 食経口摂取は困難と判断し，嚥下の妨げになっている経鼻胃管を抜去するのが望ましいと主治医や看護師

に伝え，胃瘻の造設を検討することになりました。

　胃瘻とは，胃に直接管を入れて栄養管理を行う方法です。「胃瘻」と聞くと延命措置であったり，二度と口から食べられなくなったりというイメージが強いと思います。実際にKさんもそうでした。「胃瘻にしたら一生食べられんなるんやなかろか」「食べる楽しみがなくなるんはつらい」と訴えられました。私からは，「食べられるようになるために胃瘻をつくるのです」と伝えました。なぜなら，胃瘻から十分に栄養を取ることで全身状態が安定し，飲み込みの力が回復します。また，鼻に入っている煩わしい管を取り除くことで，飲み込みがしやすくなります。

　Kさんには，身内に胃瘻を造った方がおられました。その家族や妻の意見も聞きたいので，数日考えさせてほしいと言われました。後日，「決めたよ。もっといろんなもん食べられるようになるために，胃瘻をつくろわい」とKさんより返事がありました。表情は穏やかでしたが，きっと，一大決心であったと思います。

　初回VFの翌日より各30gのプリン状粥とソフト食，お茶ゼリーを使用した嚥下訓練を開始しました。食形態だけでなく，姿勢の調整，口腔・咽頭残留を除去する交互嚥下（異なる性状の食物を交互に嚥下する），複数回嚥下（一口につき2回以上の嚥下をする）を行い，残留も減少，同時にむせも少なくなり，喀出力も強くなりました。少しずつ食べられる量は増え，発症73日目には各50gのプリン状粥とソフト食，80gのゼリーを摂取できるようになりました。

　発症94日目に胃瘻造設，108日目に2回目のVFを行いました。リクライニング位60度，小スプーン1杯の水分（中間のとろみ）では，ごく少量の咽頭残留を認めましたが，明らかな誤嚥はありませんでした。また，初回VFにて誤嚥を認めたプリン状粥とソフト食では，

今回誤嚥はみられませんでした。そのため，食形態を全粥と刻み食（とろみあんかけ）に上げて実施，少量の咽頭残留を認めましたが誤嚥はありませんでした。Kさんからは，「鼻に入っとった管が無くなって食べやすくなった」と笑顔がみられました。

初回VFと比べ，嚥下機能の改善を認めたため，リクライニング位60度，小スプーン1杯にて，全粥と刻み食（とろみあんかけ）にて嚥下訓練を実施することにしました。

ある日の朝，Kさんが嘔吐し，40度の発熱があると看護師より報告を受け，すぐにKさんのもとに行きました。声かけへの反応は乏しく，モニターまで付いていました。肺炎の診断でした。絶飲食となり，しばらくリハビリは休止になりました。休止中も様子が気になり，たびたびKさんのもとへ行きました。次第に状態はよくなり，肺炎は改善，3日後，リハビリ再開の指示も出ました。しかし，休止中に嚥下機能は低下しており，むせは多く，喀出力も弱くなっていました。食事は再開できず，ゼリーやとろみの付いたお茶から再スタートしてもらいました。

リハビリ再開から3日後，各30gのプリン状粥とソフト食を食べることができ，少しずつ食事量もアップしていきました。ところが，肺炎後は痰の量が増加しており，食事をしながら吸引が必要となることもしばしばでした。廃用症候群の病名で入院しているKさんには，入院期限が迫っていました。訓練が思うように進まない時は，楽しみレベルでゼリーを食べるに留めようかと考えることもありました。退院後のKさんは，市内の生活期（維持期）の病院に転院することが決まっていました。転院・転所までに3食経口摂取に完全移行できない場合，すべて胃瘻からの栄養になってしまうのが近隣の病院・施設の現状です。「食べれんかったら生きとる意味がない」と言うKさ

んの言葉が頭を駆けめぐります。これがラストチャンスという思い
で，3回目のVFを撮ることにしました。

　発症143日目に3回目のVFを実施しました。リクライニング位
60度，小スプーン1杯の水分（中間のとろみ），全粥，刻み食（とろ
みあんかけ）にて行い，早期咽頭流入と嚥下反射惹起遅延を認めまし
たが，咽頭残留はごく少量で明らかな誤嚥はありませんでした。訓練
中にみられた頻回なむせにより，当初は誤嚥を疑っていました。しか
し，VFの結果，それらは多量の痰によるものとわかりました。検査
翌日より，昼食に300kcalの全粥，刻み食（とろみあんかけ）を提供
しました。食事前にはしっかり吸引を行い，必要であれば食事の合間
でも痰の吸引を行いました。次第に飲み込みはスムーズになり，むせ
や喀痰量は減少，食事にかかる時間も短くなりました。そして，退院
の2週間前には，家族にうなぎとアイスクリームを持ってきてもら
い，それを食べたKさんは，「これはうまい！」と大喜びされました。
その後，アイスクリームは食後の日課となり，発症162日後には3
食経口摂取が可能になりました。

　安全な経口摂取を継続させるためには，多職種の協力が必要です。
当院では，介助者によって介助の方法が異ならないように，摂食嚥下
障害のある患者には，食事介助のための共有シートを作成していま
す。今回もそれを使用して介助を徹底するとともに，退院後も同じよ
うな介助が行えるよう，シートを活用して院外への申し送りを行いま
した。おかげで，退院後も口から食事を食べられているそうです。

　Kさんのような患者さんの場合，もしもVFの評価がなければ，頻
回なむせと喀痰量の多さから「誤嚥している」と判断し，食べること
を諦めたかもしれません。しかし，主観とVFの結果は異なっていま
した。VFによる視覚的評価を行ったからこそ，適切な姿勢や食形態，

一口量を見出せ，経口摂取に導くことができました。また，Kさんの
「口から食べたい」という強い意思が，私たちの背中を後押ししたの
かもしれません。

　近隣の生活期の病院，および施設の多くは，転院・転所時に3食
経口摂取に完全移行できない場合，すべて胃瘻からの栄養になってし
まうのが現状です。中には楽しみ程度や，1食であれば経口摂取可能
であるのに，転院・転所後は，"食べる"ことから離れてしまう場合
もあるようです。理由は定かではありませんが，経口摂取を行うため
の環境が整っていないことや，ヒューマンパワー不足等も考えられま
す。現時点で，私たちができることは，継続して安全に食べられるた
めの方法を，受け手にわかりやすい形で伝達することだと考えます。
今後も，口から食べるという願いを実現できるよう，VFによる評価
やシームレスな情報伝達を継続していきます。そして，1人でも多く
の方に口から食べる喜びを感じてもらいたいと思います。

口から食べるために腹臥位ケア

村上 誠

　70歳代の患者さんは，パーキンソン症候群や，大動脈弁・僧帽弁
閉鎖不全で手術を受け，慢性閉塞性肺疾患，慢性硬膜下血腫の既往の
ある方でした。肺炎を発症し発熱が続いた時には一時寝たきりレベル
となり，鼻腔から頻回の喀痰吸引が必要な患者さんでした。経口摂取
訓練を再開してからも食事の前はもちろんのこと，食事中にもしばし
ば吸引が必要でした。

ある日のカンファレンスで言語聴覚士（ST）から「転院先予定の維持期病院は，3食経口摂取ができなければ胃瘻からの注入になってしまうそうだけど，このまま経口摂取訓練を続けてよいだろうか」と発言がありました。もちろん全員一致でできるところまで淡々と自分たちの仕事をしようと意思を確認した後，看護部では腹臥位ケアを実施することにしました。

　患者さんに腹臥位について説明すると，「うつ伏せになると胸が苦しいのではないか？」「痰が出たらどうしたらよいのか」と不安を訴えました。苦しければ，止めてよいこと，最初の5分間はベッドサイドで見守ること，その後も5分ごとに訪室し，痰の処理や苦痛の緩和に務めること等を説明し，ものは試しとやってみることに同意を得ました。

　スライディングシートを用いて看護師2人で患者さんを腹臥位にします。腹臥位になった患者さんは5分程度で粘稠痰を多量に排出しました。胸腹部の圧迫感を訴えたので，クッションを差し込み，少し身体を戻して痰を拭うと「楽になった」と返答がありました。15分間実施した後の感想は，「体が伸びた」「思ったより楽だった，気持ちいい」とのことでしたので，日課としました。腹臥位を始めて数日後から，「痰が出やすくなった。今日はいつするん？」等の声も聞かれるようになりました。

　腹臥位ケアを始める前と比較すると，発話量が増え，コミュニケーションが取りやすくなりました。そして，食事中の吸引も必要なくなってきました。パーキンソン症候群の影響で，患者さんはスプーンを口まで運ぶことができないので，食事介助は必要でしたが，30分間で完食し，差し入れのデザートを食べるまでになりました。

　患者さんは1週間後に転院されました。2か月経過した頃，ご家族

に電話したところ，今も元気に経口摂取を続けていると言われ，胸を
なでおろしました。

多様なリハビリ

重見　美代子

　6年前のことです。リハビリカンファレンスで「Mさん（90代女性）がリハビリを拒否する」という報告が上がりました。

　私は，過去に言語聴覚士（以下，ST）から，失語症のAさんが言語訓練を拒否すると相談されたことがあります。Aさんは中華料理店の店主でしたので，「餃子パーティーをしよう」と車椅子を押して，3人でスーパーへ買い出しに行きました。外出も買い物もあまり興味を示さないAさんを横目に餃子を買って帰りました。翌日，ホットプレートでAさんに餃子を焼いてもらいました。前日とは大違いで，ホットプレートに手をかざしプレートの温度を確認したり，油をひいたりと張り切っていました。言葉は発しませんでしたが，蓋を取るタイミングや，フライ返しで返すタイミングをジェスチャーで伝え，焼けたかどうかを判断して皿に盛ってご馳走してくれました。その後，STが訓練内容を工夫し，いきいきと取り組んだという経験があったので，Mさんが，興味が持てる訓練内容はないか？何か彼女が好きなことを提供しようと話し合いました。

　Mさんは，リハビリは高いから行きたくないと言われましたので，リハビリ室での訓練をやめ，まずは，車椅子でしたが，自室の掃除を一緒にしました。そして，ご家族から「お餅やおはぎを作って親戚や

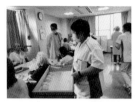 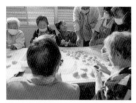 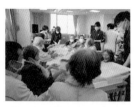

田中院長と重見総師長　　　まるめて！まるめて！　　　昔取った杵柄
「美味しいよ，院長先生　　　この大きさでよい？
もどうぞ！」

近所に配っていた」と聞き，栄養課の協力を得て，おはぎ作りに挑戦
しました。

　Mさんは，もち米の研ぎ方，炊飯器の水の量，小豆の炊き方など
細かく指示を出し，餡の味見をして，すり鉢でついたもち米を包みま
した。でき上がったおはぎを提供する順番も，まずは院長にと気遣い
を見せました。看護部やリハビリスタッフにもふるまい，お茶を入れ
たりテーブルを拭いたりと大活躍でした。その後，次はいつ何を作ろ
うかと話し，リハビリの拒否もなくなりました。

　これをきっかけに暮れの餅つきが定着しました。初めての時には，
10年ぶりに餅を食べたと涙した人や，一気に6個食べた人もいまし
た。普段刻み食の人も数個食べて，とても満足気でした。何かあって
は大変と医師はもちろんのこと，リハビリスタッフが担当患者さんと
参加してくれます。

　前日の餡を丸める作業には毎年20人前後が参加されます。片麻痺
の人も挑戦します。認知症の患者さんも「昔取った杵柄」と言いつ
つ，得意げにされます。

　当日は，時間短縮のため，蒸し器で蒸した後，餅つき機で搗きます
が，匂いを楽しみながら，準備万端，男性も女性も勢ぞろいして，ち

ぎる人，丸める人，食べる人といろいろです。紫芋餅や，みかん餅，よもぎ餅と色も華やかです。医師は，好きなものは上手に食べられるとニコニコしながら見守ってくれています。

　年に1度の餅つき大会，毎年主役は交代することになりますが，患者さんたちは，いきいきと昔を懐かしんで話に花が咲きます。認知症のある方も，ターミナル期の方も楽しそうにされています。味気ない窮屈な入院生活かもしれませんが，少しでも季節感を取り入れ，変化のある時間を楽しく過ごしてもらうことができればいいなあと思います。

餅つき

西原　典子

　当院では，口から食べることを大事に多職種協働で取り組んでいます。ソフト食，ミキサー食，刻み食等に加え，トロミ餡の濃さも言語聴覚士の注文に合わせて変えています。看護部の要望でおはぎ，餅，お好み焼き等を患者さんと一緒に作ったり，パンパン豆（ポン菓子）や甘酒などを作ったりしています。

　今回は，餅つきについてご紹介します。8升のもち米を搗きますが，高齢者や嚥下状態の悪い患者さんもいますので，白米を混ぜておふく餅（こごめ餅）にします。種類は，よもぎ餅，みかん餅，紫芋餅を作っています。

　よもぎ餅は，4月に山で採取したよもぎを茹でてミキサーにかけてから冷凍しておきます。2升に500g位の割合で入れます。餅つき当

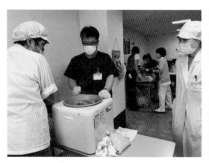
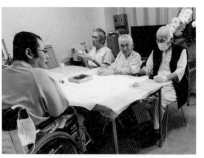

栄養士：西原・武田　病棟師長：村上・　　　男性も大活躍！「いくつ食べた？」
大澤　もうすぐできるよ！　　　　　　　　「もう，6個目や」

日に解凍し，蒸し上がり5分位前にもち米と一緒に蒸します。そうすると，色も香りもよくなります。食べる時の歯切れをよくするために，さつま芋も中位のものを1本加えて蒸しています。よもぎは，患者さんに一番人気なので，たくさん作ります。

　みかん餅は，愛媛ならではのものかもしれません。薄皮で甘いみかんを選び，2升に対し6個の割合で，1個を皮のまま3つの輪切りにしたものをもち米の上に並べて蒸します。きれいな薄いオレンジ色になり，とても爽やかな風味です。

　紫芋餅ですが，紫芋だけでは色が濃くなりすぎるのでさつま芋を加えて，紫の色や硬さを調節します。紫芋は2升に対し，小を1本（約150g），さつま芋は中を1本入れます。

　過去6回実施して，年々反省点を活かし，やっと餅の硬さも歯切れもよいお餅ができるようになりました。普段は減塩食ですが，手作りの漬物もこの日ばかりは解禁です。

　同時に，愛媛県では懐かしいパンパン豆（ポン菓子）も加工してもらい，全患者さんに配りました。経管栄養の患者さんは家族へのプレ

ゼントとする人，少し自分で口に運ぶ人等さまざまです。普段は，ソフト食を食べている患者さんが口一杯にほおばり，満面の笑顔を見ると，毎回，やってよかったととても嬉しくなります。

　餡を丸めるのも，包むのも手分けして患者さんたちが行います。片麻痺の患者さんも粘土を丸めるのと違って，いきいきと取り組まれています。片手で細長く作ったお餅を職員に「食べて」と差し出す患者さんもいました。男性もたくさん参加してくれました。患者さんの楽しそうな笑顔を見ると，準備や後片づけの大変さも吹っ飛びます。これからも行事食を大事にしながら，1人でも多くの患者さんが，再び口から食べることを取り戻すために努力したいと思います。

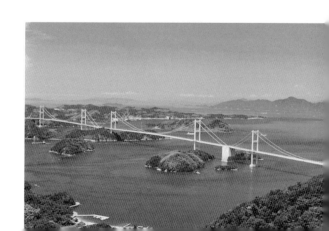

学生が輝くとき―教育保健の授業づくり

山本 万喜雄

　1974年，愛媛大学教育学部に赴任して以来，子どもの健康を守り育てる教育の仕事，つまり，健康保障と発達保障を軸にした教育保健研究が，私の「未来の教師」に伝える教育実践におけるテーマでした。

健康認識を育てる3つの原則

　第一に，原則的には，からだ，健康は自らの生活実践でつくり上げるものです。微症状の変化の発見には，いつもの様子，それも良好な状態をよく知っていなければなりません。関心を持つことは愛です。第二に，健康・安全は主体と環境の相互作用。健康の権利性といのちの連帯性の観点が欠如すれば，自己努力の限界に気づくことなく，健康・疾病の自己責任論に陥ってしまいます。第三に，保健というものは人間の生き方の一環です。何をどれだけ否定して生きるか。いのちとくらしと生き方を切り結ぶことが大切です。こうした3つの観点を大事にしながら健康なときに健康の価値について考え，病むことも人間を育てるということを伝えてきました。

「未来の養護教諭」に伝える教育保健の授業づくり

　2010年から医学部看護学科の看護師・養護教諭・保健師をめざす学生たちに，非常勤講師として教育としての学校保健論を担当してきました。そこでは歴史的・教育的視点で子どもの発達に寄り添いなが

らケアと共感の目を養い，サークルで学び続けるすぐれた養護教諭の保健室実践に学び，実践的資質を育むことをめざしています。困った現象に遭遇した時，例えばトイレの水を流さないのか流せないのか。とらえ方によって実践の方向が違ってきます。換言すれば，管理と共感という2つの目が必要なことを学びます。また学校看護婦の身分確立の職制運動に言及した時，学生の1人は「養護教諭の歴史は，トラホームの洗眼婦の時代があって養護教諭の先輩たちが声を上げ，実際に行動した結果が今につながっているんだなと思いました。」そういえば，現代看護の諸問題の1つである1960年の「増員・夜勤制限闘争」（看護史研究会編『看護史をどう教えるか』，看護の科学社，1989.）に触れた時もほとんどの学生はそのことを知らず，2回生までの学びには看護の歴史的・運動論的な視点が十分でなかったことを思い知らされました。にもかかわらず，その視点を学べば学生の感想は変わります。

週刊の「授業通信」による対話の教育

　書くことは考えること。1人ひとりの学生が自分の頭で考え，表現することが必要です。この50年，授業の感想を週刊の授業通信として発行してきました。人間信頼を基調に，感じたことを書く習慣（書かない自由を保障した感想）をつくり，みんなで共有するためにそれをまとめたものです。感想の束は個人に返却し，授業の総括レポートに生かします。

　以上のような大学における教育実践は，全国のサークル仲間に送り他者評価を受けてきました。また愛媛大学公開講座「くらしと健康」でも公開し，この講座を受講し続けてきた重見美代子さんと響き合い，それが美須賀病院の院内学習会にもつながりました。

§7

　療養病棟の患者さんは変化が少ないので，やりがいが薄いと思われがちですが，果たしてそうでしょうか？　私自身，看護・医療療養型病棟に勤務したことがあります。患者さんとのレクリエーションや音楽療法，セラピストの協力を得て体操等をしました。昔とった杵柄で，元お茶の教室をしていた片麻痺の女性にお点前をしてもらい，患者さんたちと一緒に頂きました。バケツ稲づくりをして，収穫した米を炊いてカレーライスをつくって食べました。そんな様子を写真とともに通信にして，家族に読んでもらいました。

　ノーリフトも入っていない頃でしたが，積極的にトイレ介助もしていました。自分なりには楽しい日々でしたし，「患者さんがいるところどこにでも看護はある」と主張していますが，今の看護師やセラピストがどのようにやりがいを見出しているのか興味がありました。想像以上に療養病棟で繰り広げられる日常は自慢できるものでした。
（重見　美代子）

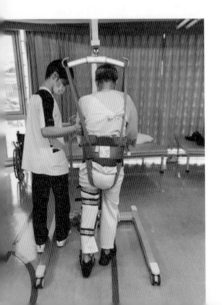

療養病棟の看護はやりがいがない？

重見 美代子

　療養病棟の看護に華やかな光が当たることは少ないですが，当院では好んで療養病棟に勤務するスタッフや，与えられた場所で生き生きとケアに励んでいるスタッフが多くいます。今回は，そんな療養病棟での一コマをお伝えしたいと思います。

　当院には売店がありませんので，買い物リハビリが注目される以前から，院内で果物やパン，お菓子の市（販売）ができないかと考えていました。コロナ以前は夏祭りを開催し，金魚すくいや紙の魚釣り，輪投げ，くじ引きなどに加え，かき氷やアイスクリーム，パンパン豆（ポン菓子），甘酒，すいかなどをふるまったり，販売したり，家庭に眠っているものを持ち寄ってバザーを開催したりしました。この日ばかりは職員の家族も参加して，賑やかに過ごします。

　また，毎週水曜日の午後，食堂で「美須賀喫茶」を開設し，珈琲，紅茶を陶器のカップで，お菓子付きで提供していました。30円で，あえてお金のやりとりもしました。店主は私。店員はスタッフが勤めてくれました。スタッフは交代でエプロン姿で登場し，あちこちでおしゃべりに花が咲きました。患者さん同士で支え合いや励まし合いも自然に生まれ，昔話や歌声まで響くひとときでした。退院した患者さんもリハビリに来院した時には珈琲を飲みに寄ってくれていました（2020年のコロナ以降，今も中止のままです）。

　そして，2016年から花見にも出かけました。病院からほど近いスーパーは，通路がゆったりしていて車椅子でも楽々通れます。お弁

[表1] Sさんのプロフィール

2015年12月受傷，JCS100，四肢麻痺（上肢2/5，下肢3/5），左後頭部打撲創あり，頭蓋骨骨折・両前頭葉脳挫傷・左テント上下に硬膜下血腫・外傷性くも膜下出血，その後JCS200，右前頭葉脳内血腫増大あり，同日開頭血腫除去術施行。術後遷延性意識障害・肺炎の合併有。

2016年2月4日当院入院。40代。頭部外傷術後，四肢・体幹の失調，左顔面・上下肢軽度麻痺，高次脳機能障害。FIM26点，ADL全介助レベル，経管栄養。入院後，胃瘻造設し，回復期リハビリ病棟で期限いっぱいリハビリ施行後，2016年6月療養病棟へ入棟した。

その後，嘔吐を繰り返し，ヒルシュスプルング病にてストーマ造設，膿胸で掻爬術，胆嚢炎で手術を経て，2018年12月12日当院へ転院後，12月17日から療養病棟に入棟した。この時の状態は，基本動作は軽介助から見守りレベル。ADLはFIM24点で移乗動作のみ協力動作が得られ，中等度介助だったが，その他は全介助レベルだった。その後，状態は安定し，リハビリやケアを行い，現在に至っている。

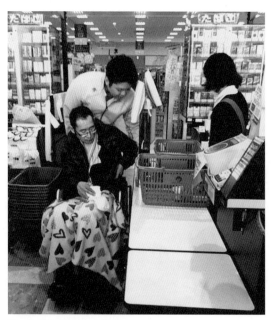

[写真1] 2017年，レジで支払いしようとするSさん

[表2] Sさんの治療経過

2015年

12月	受傷。A急性期病院 入院	

2016年

2月4日	美須賀病院 入院	
2月15日	PEG造設	
2月16日	回復期リハビリ病棟	
4月	花見では無反応	
6月14日	療養病棟	
9月9日	A急性期病院 入院	
	ヒルシュスプルング病　ストーマ造設（9月20日）	
10月3日	美須賀病院 入院	
10月17日	療養病棟	

2017年

04月	花見でビール	

2018年

2月9日	B急性期病院 入院　膿胸ドレナージ	
2月19日	C急性期病院 入院　膿胸掻爬術（2月21日）	
3月1日	美須賀病院 入院	
3月12日	療養病棟	
11月30日	A急性期病院 入院　胆嚢炎 胆嚢摘出術（当日）	
12月12日	美須賀病院 入院	
12月17日	療養病棟	

当や，お団子，ビールや飲み物，おつまみにおやつなど，思い思いの物を買って近くの公園でいただきます。

　Sさんは，2016年に初めてお花見に行った時には，発声もなく，車椅子に乗って静かに週刊誌に目を落としていました。買い物にも，桜にも，食べ物にもまったく興味を示しませんでした。ところが，2017年，スーパーに行ってビールとするめいかを買った後，レジに

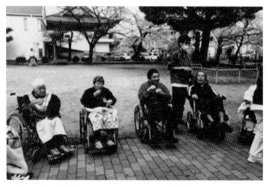

[写真 2] 給食には出ない食べ物に舌鼓

並んだ時にポケットに手を入れてお金を探すそぶりをしました。千円札を渡すと，それをSさんは店員さんに渡し，支払うことができました。その時に買ったビールとするめいかを，脳外科医の見守りのもと，食べてもらうことにしました。なんと，むせながらも少し食べることができました。初めての直接訓練になりました。

　その翌年は，積極的に買い物かごにビールやチーズなどのおつまみを入れました。また昨年は，唐揚げやカニかまぼこを買い込みました。大きな会社の財務担当だったSさんは，お金のやりとりがきっかけになったのか，急にスイッチが入ったように活動性があがりました。高次脳機能障害は残存していましたが，言葉が増え，ナースセンターの電話を取って，「財務のSです」と答えるようになりました。ヒヤリハットの集計を手伝ってもらったり，院内処方の内服薬に酸化マグネシウム等をホッチキスで止めてもらったりしました。また，自分のリハビリのサインをした書類のコピーをリハビリ室の受付に届けてもらったり，看護協会の新聞や書類を各病棟に配達してもらったりと，院内のお手伝いをお願いすることが，エレベーターのボタン操作の訓練や記憶の訓練にもなりました。きちんと報告もしてくれます。時々行き先がわからなくなって迷うこともありましたが，他部署とも情報共有していたので，助けてもらうことができました。

　いろいろなかかわりを続け，食べられない，しゃべらない，動けな

いＳさんが，時間をかけて独歩の訓練ができるところまできました。この先は地域で生活できる道を探したいところですが，サービスもボランティアも十分ではない地方で，どのような方法が可能か，関係機関と相談したいと思います。

　急性期・高度医療に目がいく看護界にあって，どこにも看護はあるし，あるべきだと主張してきた私です。当院の療養病棟の看護師のケアや声かけを見ていて，ますますそう思います。

療養病棟での患者の変化

松原　利與子

　Ｓさんは，療養病棟に入棟してからも肺炎を繰り返すことがありました。しばらくして解熱し，喀痰量が減り，経口摂取を開始しました。はじめはゼリーから開始し，次にプリンナール１品を提供しました。咀嚼はできますが，嚥下時にむせが多く，途中で中止することもありました。時には咳き込み過ぎて経皮的酸素飽和度の低下がみられ，酸素吸入が必要な時もありました。

　しかし，本人と家族が経口摂取を強く望んでいたため，なんとか経口摂取が確立できないかを検討するため，医師，看護師，リハビ

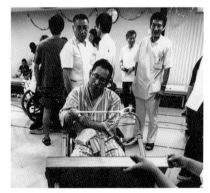

［写真3］夏祭りで輪投げをするＳさんと院長とセラピスト

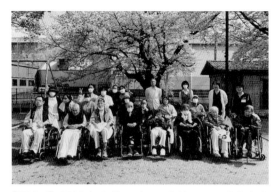

[写真4] 2023年4月，ビールを持っているSさん（前列左）

リスタッフ（理学療法士・作業療法士・言語聴覚士）でカンファレンスを行いました。そして，リクライニングに移乗する時間を増やし，本人の状態に合わせ少しずつ提供していきました。摂取前には口腔内吸引を実施し，スポンジブラシで頬の内側を刺激して1回量を小スプーン1/2程度から開始しました。当初はベッド上で，頭部挙上35°，全介助で摂取し，次にリクライニングに移乗して摂取しました。さらに，日中の離床時間を増やし，レクリエーションへの参加や自室でのテレビ鑑賞をし，看護師が訪室した時には積極的にかかわるようにしました。また，季節ごとに開催するお花見，餅つき大会，夏祭りなどにも参加を勧めて，イベントの準備を手伝ってもらうなど，刺激入れを行いました。

　入棟してきた時には看護師が話しかけても「うん」とうなずくのみで，会話はほとんど成立しませんでした。しかし，根気強く話しかけ，ナースセンターで過ごす時間を増やしていきました。離床時間が増えてきた時に，車椅子移乗時の姿勢（ポジショニング）やスプーンの大きさ，1回量を変更すると，むせることも少なくなり，徐々に経口摂取ができるようになりました。食事形態もプリンナールから粥食，刻み食，荒刻み食，軟飯，米飯とアップできるようになり，今では車椅子に移乗し，普通食を自力で全量摂取でき，コーヒーやおやつも食べるようになりました。

また，自分で時間を管理できるように，時計を見る習慣を取り戻そうと，リハビリの時間を紙に書き，いつも見られるように首から下げるようにしました。しだいに自分で車椅子に移乗できるようになり，自分でリハビリ室へも行けるようになりました。スタッフが話していることもほぼ理解できるまでになりました。

　今ではお姉さんが散髪を勧めても「姉には関係ありません，まだ切りません」と自分の意思をしっかり伝えることもでき，スタッフの質問にも，きちんと返答できるようになりました。

　療養病棟では脳血管疾患やパーキンソン病末期や難病によって床上での生活を強いられている患者が多く，会話ができる方はほとんどいません。Ｓさんは53歳とまだ若く，療養病棟での入院生活は退屈なのではないかと感じます。なるべく，刺激入れにつとめ，退屈な療養環境であっても，本人らしい生活が送れるよう援助していくことが私たちの使命ではないかと思い，取り組んでいます。

療養病棟での挑戦

阿部　加苗

スタッフの統一したケアで

　療養病棟に勤務して，早15年が経ちました。その間，たくさんの患者さん・家族との出会いがありました。当院の療養病棟に入院中の患者さんは，何年もの期間を過ごす人も多く，退院できる患者さんは少数です。中には最期の看取りまでの人も少なくありません。そのような中でＳさんは，キーパーソンである両親は高齢のため自宅療養

が困難であり，年齢が若く外傷なので介護保険も使えず，受け入れてくれる施設が見つからないということで療養病棟に入棟されました。

　2016年6月，出会った時の印象は，暗い表情で会話は乏しく，日常生活動作（以下，ADL）は全介助の状態でした。また，胃瘻から流動食を注入し，ほとんど臥床した状態でした。当初は喀痰量が多く，自力排痰は困難で頻回な吸引が必要でした。訪室時には一言でも声かけをして刺激入れを行い，状態に合わせてリクライニング車椅子移乗から離床時間を延長していきました。

　徐々に体幹バランスが改善され，リクライニング車椅子の姿勢も安定し，言葉数も増えていきました。しばらくすると，ベッドサイドに立っていたり，車椅子へ移乗しようとしたりすることがありました。カンファレンスを行い，抑制やベッド柵で動きを止めるのではなく，転倒も覚悟の上でベッドサイドに標準型の車椅子を設置することになりました。2017年4月，花見に行った時，ビールを飲み，するめいかを食べたと聞いてびっくりしました。Sさんの可能性をつぶさないようにすることの大切さ，そして，安全への配慮だけでは何も始まらないことを痛感しました。Sさんも花見の後から「食べたい」と訴えるようになり，言語聴覚士（以下，ST）と協力しながら摂食機能訓練を開始しました。

　車椅子に移乗し，一人で動こうとしても筋力低下が著しく，バランスを崩すことが多くみられました。5分から始め，10分，15分と時間を延ばし，徐々に標準型車椅子での座位バランスが安定してきました。車椅子に座って頸部や口腔のマッサージを行い，直接訓練でなんとか食べられる兆しが見え，食形態や量をSTと相談しながら提供することになりました。

　はじめは，十分開口せず，むせもひどかったと記憶しています。自

助具を使用して自力摂取に挑戦しましたが，嚥下する前にどんどん口に運び，口一杯にほおばっても嚥下ができませんでした。そこで，小さな器に少しずつ取り分けて食べてもらうようにしました。私たちも「喉に詰めてしまったらどうしよう」「バランスを崩して転倒したらどうしよう」など恐怖心もあり，消極的な意見も出ましたが，本人の「口から食べたい」「動きたい」という思いをなんとかしたいと考えました。そして，総師長リハビリスタッフ看護師で相談し，スタッフ間で統一したケアを実施していく中で，みるみるADLが改善し，今では終日車椅子フリーで歩行器歩行見守りレベルになりました。

　入院当初は胃瘻から栄養を注入していましたが，3食普通食を経口摂取し，むせることもなくなりました。少し食べ過ぎるのが玉にきずで，今は体重増加を気にかけています。Sさんのペースに合わせたケアとスタッフとの信頼関係，Sさんの努力が実を結んだと感じています。

試行錯誤を重ねながら

　入院生活が長くなってくると，患者さんとのコミュニケーションばかりでなく，家族とのコミュニケーションや信頼関係が大切だと思います。患者さんは，自分の状態やつらさを表現できず，訴えることもできません。

　面会に来た家族のほとんどは，まず心配そうに顔を覗き込んでいます。私は，できるだけ家族が患者さんの部屋に着く前に，声をかけるようにしています。「お風呂から出たばかりで寝よるかもー」「今日は，ちょっと熱があってしんどそうよ」などです。不安そうな返事が返ってきた時には，一緒に部屋まで行き，一緒に顔を覗き込んで一言二言，会話をします。すると，ちょっと安心したような言葉が返って

きます。次第に家族から声をかけてくれることも多くなり，コミュニケーションも増えてきました。そんな中で，患者さんのことや家族の思い，知らなかった情報を得ることができました。趣味の話や好きなお酒や料理なども。その情報をもとに，食欲のない患者さんに日本酒や焼酎を飲んでもらったこともあります。

　看護師になったばかりの頃は，何をするのも怖く，事故なく業務をこなすことばかり考えていました。そんな時，終末期でモニターがついていて，あと何日の命かという患者さんがいました。入浴をどうするか，負担が大きいから清拭にするかを申し送りで相談していました。「この人はお風呂が好きな人だった」。家族の言葉が私の頭を巡っていました。総師長が「大好きなお風呂に入らずに1日長く生きるか，お風呂に入って1時間早く亡くなってしまうか」と発言した時，皆の気持ちは同じでした。

　患者さんは，すごく穏やかな表情で湯船につかっていました。私は何かある度に，このことを思い出します。それ以後，いろいろなことに話し合いながらチャレンジしました。

　当病棟は，急性期病棟や回復期リハビリ病棟とは違い，入院日数の制限はなく，ゆっくりかかわることができるので，比較的，ケアの結果の確認ができることが多くあります。想像以上の結果や効果に大喜びすることもあれば，途中で断念することもあります。それでもまた違う方法をやってみることができるのも，療養病棟ならではだと思います。日々，患者さんが何を欲しているか，私たちは何を援助すればよいか，試行錯誤しながら経験を重ねたいと思います。

温かな看護と出合って

　子育てをようやく終える頃，45歳から看護師を目指した私は，1年ほど前に縁あって美須賀病院へ学生として勤めさせていただくことになりました。他院で自分の弱さに気づかされ，学校に通いながら，働く自信もなくなりかけていた私に，美須賀病院の総師長が手を差し伸べてくれたことがきっかけでした。

　勤務初日，私は驚きました。それは，病棟のナースセンターの活気あふれる様子でした。総師長の机が病棟の机と一緒に並び，患者さんへの声かけや医師との会話，その1つひとつに何とも言えない温もりを感じました。「ああ，私はこの中に入れてもらえるんだ」，そう感じました。

　重見総師長が看護学校の授業で教えてくれた川嶋みどり先生の看護のあり方は，数多くあった授業の中でも忘れられないほど感銘を受け，最後の授業で涙が止まらなくなってしまいました。総師長からいただいた川嶋みどり先生の絵葉書には「愛，だから強くなれる／知，だからやさしくなれる／かんご大好きなあなた」と添えられており，今も大切にしています。

　「好きだから」だけでできるほど，看護の道は甘くないでしょう。もともと，そそっかしい性格でまわりが見えなくなることもあり，「看護師に向いていないのでは」と落ち込むことも山ほどありました。けれども，私は看護が好きです。看護師を目指して看護学校に通った4年間，病院で患者さんに触れることができたことは私の財産だと思

います。

　以前勤めていた病院は，主に疾患に対する入院治療，回復を目的とした一般病棟でした。准看護師の免許を手にしたばかりの自分には余りある仕事量，新人研修で，看護師を目指した学校生活と家族の支えがありながらも私は追いつかなくなり，目標すら見失いかけていました。しかし，美須賀病院の療養病棟で働くようになり，もう一度自分を見直すことができました。病棟は患者さんの治療の場であり，また生活の場でもあります。療養病棟での自宅や施設での療養が困難な患者さんに対する温かな看護を目の当たりにし，私も1つずつできることをしていこうと考えました。

　学校が終わり，急いで病棟に行き，身の回りのお世話の度に，言葉で訴えることのできない患者さんに声をかけ続けました。気管切開のカニューレからの吸引を行う度に，口腔ケアの度に「○○さん，終わりましたよ，しんどかったね。もっと上手になるからね。ありがとう」と声をかけると，目をじっと見てくれて私に声をかけてくれています。「もっと頑張れ，もっと上手になれ，話をしておくれ」と言ってくれているようで，いつの間にか私は患者さんに癒され，心を治していただきました。そして，学校が終わって仕事に行くのが嬉しくて，楽しみでした。

　長期臥床の患者さんは，そのベッドの上から見える景色をどんな風に感じているのか，今までの人生を振り返ったり思い出したり，わずかに見える窓外へ目をやり，空の下の景色を思い描いているのだろうか。家族を長年支えてきたであろうその手にどんな温もりを求めているのか知りたい，教えてほしい。ずっとテレビをみていることが多い患者さん，私の言葉に笑い出してくれた日は嬉しくて，また声を出して笑ってほしい——。そんな日々を過ごしながら，ようやく学校を卒

業することができました。

　これから私の看護の道は，ここ美須賀病院から始まります。苦楽を共にした同僚は県外の急性期病院に旅立ちました。また，同級生の中には，「療養病棟って，やりがいあるの？　介護が中心でしょう？」と聞いてくる人もいました。しかし，美須賀病院の看護師は，配属された病棟でそれぞれやりがいを感じているように思います。

　院長が，何かある度に，「ずっと物言わぬ患者さんの異変にいち早く気づく看護師はすごいと思う」と言っています。そればかりではなく，状態が安定している長期療養患者さんだからこそ，かかわれることがあると思います。

　4月から，一般病棟に配置換えとなり，また，新しい出会いがあります。深く学び，温かい看護を知り，患者さんに寄り添える看護師となれるように努力していこうと思います。

　学生の私にたくさんの学びを与えてくれ，励ましてくれた多くの先輩看護師の仲間入りができたことはとても嬉しいです。今，私の心は感謝の気持ちであふれています。これからも多くの患者さんの小さなことを知りたい今の未熟な自分を忘れずに，謙虚に歩みたいと思います。

療養病棟でのリハビリについて

岡本　将利・越智　紀貴・井上　　諒

　療養病棟での維持期リハビリは，制度上もリハビリの提供単位量は少なくなっています。その療養病棟に入院し，ADLが大きく改善し

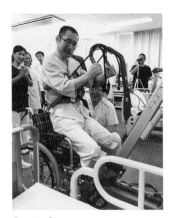

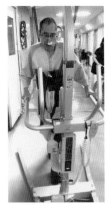

[写真 5]
立ち上がりリフトデモ（2018 年 8 月）

[写真 6]
リフト歩行（2019 年）

た S さんについて報告します。

　2016 年 10 月 17 日，2 回目の療養病棟入棟時の状態は，基本動作は軽介助～見守りレベル。ADL は FIM24 点で移乗動作のみ協力動作が得られ中等度介助レベルでしたが，その他は全介助レベルでした。食事は胃瘻からで，経口摂取に関しては，高次脳機能障害面の影響もあり，かき込んで食べてしまうため，一口量の調整が困難でした。

　PT，OT の目標は，基本動作の介助量軽減離床時間の増加でした。算定上限日の 2019 年 4 月 10 日以後は，改善見込みでリハビリテーションを継続，実施しました。この頃より発話時の流涎も減少し，口腔器官の運動性向上を認め，ゼリーの摂取は小スプーンでむせなく摂取できるようになってきました。2019 年 6 月 4 日のカンファレンスで昼 1/2 量の経口摂取の検討を始め，翌月のカンファレンスで 3 食（1/2 量）経口摂取の検討となり，口から食べることが開始となりました。経口摂取の開始に伴い，身体機能および ADL 能力の改善がみられるようになってきました。起居動作や立ち上がり動作がスムーズ

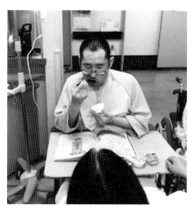

[写真7] ゼリー摂取（2018年）

になってきて，支持なしでも立位保持が可能となってきました。この時のリハビリ内容は，移乗動作の自立を目標に座位立位訓練，歩行訓練を主に実施していました。

Sさんは，失調症が著明で勢いよく立ち上がったり，方向転換時にふらつきが強く，転倒リスクが高かったです。そのため立位歩行訓練はどうしても介助量が多くなっていました。そこで，介護用リフトを使用することで転倒リスクがなくなり，過介助にならず積極的な立位歩行訓練が行えるようになりました。

経口摂取の開始と身体能力の改善を認め，「今こそリハビリが必要」という時が療養病棟入院中であり，一般病棟や回復期病棟と比べてリハビリ頻度が少ない状況でした。そこで，リハビリカンファレンスで，病棟でもできるリハビリを検討し，PTが実施していたリフト歩行を病棟でも実施してもらうことや，立ち上がり動作の補助をしてくれるサラ®ステディを使用しての起立着座訓練を1日100回行うことなどを伝達しました。また食堂への移動を歩行器歩行で行うことや，リハビリ訓練室にあるエルゴメーターを使った運動を，看護師が付き添い，負荷量はPTが提示し，実施していきました。このように充実した病棟訓練を実践したことにより，歩行は平行棒内歩行から歩行器歩行，手引き歩行，独歩と歩行レベルの向上が図られ，徐々に連続歩行距離も延長することができました。

11月頃には食や外出アクティビティへの欲求が高まり「肉やカレー，寿司が食べたい，もっと硬い肉が食べたい，外出がしたい，麻

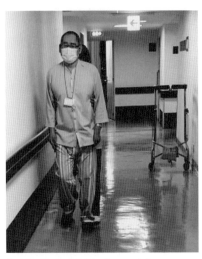

[写真8] 独歩訓練（2022年）

雀ならやってもよい」などの発言も現れてきました。実際，OT場面で，他患とセラピストを交えて麻雀を行ったこともあります。

現在の状態としては，基本動作は自立レベル，ADLはFIM53点で，「食事整容」は自立レベル，「ベッド⇔車椅子移乗」は自立レベル，「車椅子⇔トイレ移乗」は見守りレベル，「移動車椅子駆動」は自立レベル。「歩行」も独歩400ｍ連続歩行で軽介助レベルとなっています。

このような経過から，経口摂取が獲得できてから生活意欲が向上し，リハビリ効果が高まり，身体能力，ADL能力の向上が図られたと考えます。介護用リフトやリターン，サラ®ステディなど安全に効率よくリハビリができる福祉用具を積極的に利用できたこと，リハビリ頻度が下がりながらも病棟と訓練内容を共有し，病棟場面でも活動性が向上したことが，リハビリ効果を高められた要因でしょう。また，当院療養病棟にはレクリエーション活動やお花見，夏祭り，お餅つきなど，季節に合ったイベントの開催があり，Sさんもこのイベントに積極的に参加されました。お花見ではビールを飲み，夏祭りではかき氷を食べ，お餅つきでは7個ほどお餅をほおばるなど，QOLも高まっていきました。

長期療養病棟でリハビリ頻度が低下しても，リハビリと病棟が連携を図り，病棟でのリハビリを充実させること，介助量が多ければ適し

た福祉用具を選定することで身体機能の改善，ADL の向上が図れることを学びました。

療養病棟だからできたこと
Sさんの経口摂取を通して

森岡 新之助

　S さんが当院に転院され，最初にお会いしたのは 2016 年 2 月のことでした。簡単な受け答えはされましたが，言葉は少なく，表情はあまり変わらず，意志や意欲が乏しい印象でした。加えて，口に麻痺があり，声量も弱いため，言葉が聞き取りづらく，会話が続かない状態でした。栄養は経管栄養でした。「食べたいものはない」と言われ，食欲がなく，ゼリーやとろみ茶でもむせがみられました。言語聴覚療法では，介入当初，言葉が聞き取りやすくなること，経口摂取の獲得を目標に，口の運動を中心にかかわりました。基本的な口の運動や発声訓練，ゼリーなどを中心とした飲み込みの訓練を行い，徐々に言葉の明瞭さは向上，ゼリーでのむせも少なくなりました。ただ，訓練中に，意識して出した言葉は明瞭であっても，病棟では，ボソボソと話され，言葉数は少なく，やはり不明瞭なことが多く，会話がつながることは少ない状態でした。それが変わったのは，病棟のレクリエーションやお花見に参加する機会がきっかけだったように思います。2017 年 4 月のお花見に参加された時は，スーパーで自ら食べたいおかきや飲みたいビールを選びました。その時は水分でむせがあったので，私としてはひやひやしつつ，医師や看護師とビールを飲むのを見

守ったのですが，少しむせながらもおいしそうにビールを飲む姿がみられました。その記憶が本人も病棟スタッフも強かったのか，それからしばらく，ビールを飲んだ話が病棟の中で繰り返し話題になりました。本人も楽しい思い出だったようで，やや自慢げにその時の様子をお話しされる姿がみられました。おやつのおかきもおいしそうに食べられ，それからしばらく，病棟のスタッフルームで看護師に見守られつつ，残ったおかきを食べる時間が設けられました。それは習慣となり，おやつの時間として定着し，本人も意欲的に食べたいものを進んで食べるようになりました。

　今では3食経口摂取され，会話でもニュースや新聞の話題を自分で出すことができるまでになりました。訓練でも冗談で笑ったり自分の意見を言ったりする場面が増えています。今，経過を振り返って改めて思うのは，STの訓練だけでは，ここまでの回復には至らなかったということです。口の運動や発声訓練をして，訓練室では，言葉の明瞭さが上がっても，病棟の会話で明瞭な会話ができなければ，あまり意味がありません。療養病棟の患者さんにとって，病棟はまさに生きている生活の場です。そこで，お花見などでのイベントで共通の思い出をつくり，共通の話題で笑いあう。そんなかかわりが，生活の場の中で繰り返し行われたことが，本人の「話したい，伝えたい」という思いにつながり，言葉やコミュニケーションが生まれる土壌となったのだと思います。

　また，イベントの中で自分で好きなものを買い，みんなと一緒に食べるという行為が，食への意欲につながったのではないかと思います。そして，病棟での見守りの中で，時間を決めて毎日好きなものを食べることが，食べる意欲を育み，同時に食べる練習にもなりました。これは，訓練室の中だけでは難しいことですし，回復期など訓練

期限が限られた中でも難しいアプローチだと思います。療養病棟だからこそできることがたくさんあることに，改めて気づかされました。また，患者さんの生活の場である療養病棟には，看護師や介護士，清掃など，多くのスタッフが長期にかかわることができます。その中の一人として，リハビリも他職種と協力しつつ，生活の場でのリハビリを意識してかかわっていきたいと思います。

療養病棟でのリハビリテーションの
モチベーション維持
笑顔のために理学療法士

矢原　シホミ・近藤　尚可・冨田　麻衣

はじめに

　みなさんのモチベーションは，どのようなきっかけで上がりますか？　「先輩や同僚に認められたりほめられた時」ですか？　それとも，「昇給した時」ですか？　それは職種によって大きな違いがあるようです。ある研究チームが調査したデータでは，医療職である私たちは，「**その仕事を通じて，人の役に立っていると感じられた時**」が一番高く，他の職種の中では断トツだったようです。

モチベーションが得られにくい職場？

　当院の療養病棟は他の病棟と比べると大きな違いがあります［表3］。リハビリテーション（以下，リハビリ）の効果が得られにくい，

[表3] 当院における療養病棟の現状

利用者の平均年齢	80歳強であり，高齢者が大半を占める。
性別	全国的には女性の比率が7割以上だが，当院では男性の比率が5割強。
介護の必要性	自立度の指標としてのADL区分が2以上の者が大半。
認知症の有無	介護の必要性が高く，「有り」の方が大半。不明の方の割合も高い。傷病が重度の方や失語症が合併している方が多かったためだと思われる。
在院日数	数年等長期にわたっており，死亡退院が多くなっている。

患者さんからの反応が見えにくい，患者さんのゴールが見えないなどのたくさんの問題を抱えている点です。

　しかし，このような状況の中でもやりがいを見つけ，モチベーションを維持していくことはできるはずです。療養病棟だからできる取り組みもあるはずです。今回は，当院の療養病棟の3症例を紹介します。

【症例①】

　Ⅰさん，90歳，男性。当院へは2000年，筋萎縮性側索硬化症にて他院から転院されてこられました。発症から数年経過され，入院当初から体の動きは全身の麻痺によりほとんど認められず，気管切開により発声は困難，うなずきや首振りなどでの意思疎通も困難な状態でした。

　そのように重度の障害をもつⅠさんでしたが，奥さんや息子さんが来院されるとうれしそうな表情となる場面や，涙を流される場面があ

り，わかっているんだなと感じられることもありました。テレビの時代劇や相撲が好きで，食い入るように見ていたこともありました。リハビリは，更衣動作等の介助量維持や覚醒度の維持のため，体の柔軟性訓練や，座位訓練を中心に行っていました。

　療養型病棟に入棟されてから今年で23年。肺炎や胆のう炎を併発し，徐々に体力や視力が衰え，認知面の低下も影響し，現在は表情の変化や家族への反応も見られなくなってきています。それでも週に1度来院される奥さんは，リハビリを受けられているIさんを見て，「気持ちよさそうな顔をしている」「今日は目が合う」など，Iさんの様子に安堵されています。少しでも患者さんにとって安楽な日々が送れること，そしてその様子が患者さんの家族にとって安心できることが療養病棟のセラピストの役割ではないかと思います。それがセラピストにとってのモチベーションになっているのではないかと感じられる症例です。

【症例②】

　Wさん，93歳，女性。脳梗塞と診断され当院へ入院。入院当初は著明な麻痺はないものの，全身の筋力低下，耐久性低下があり，基本動作ADLは全介助。食事は胃瘻による注入のみでした。

　施設への転所を目標にリハビリを開始しました。リハビリ開始後，覚醒度の向上，寝返りや移乗の協力動作が認められるようになっていましたが，肺炎や発熱を繰り返し体調が安定しないため，施設転所を断念し，長期療養目的で当院の療養病棟へ入棟されました。

　療養病棟入棟後，徐々に状態が落ち着き，会話も行えるようになり，「ごはんを食べたい」と本人より希望があったため，摂食機能訓練を実施しました。徐々に食形態をアップし，3食経口摂取可能とな

りました。Ｗさんは食べることが大好きで，食事と昼食後のおやつとコーヒーを楽しみにしていました。食事時はリクライニング車椅子で食堂へ行き，スプーンを持って自分で食べることができていました。

　リハビリの算定日を超えてからは，リクライニング車椅子座位能力維持や食事動作能力維持を目標に 20 ～ 40 分の訓練を週 2 ～ 3 回実施していました。しばらく状態は安定していましたが，3 ～ 4 か月に 1 度体調を崩し，徐々に身体機能の低下が認められるようになりました。そして，覚醒不良や食欲不振により，食堂で食事を食べることが少なくなり，胃瘻による栄養摂取が多くなりました。

　食べることが大好きだったＷさんの一番の楽しみがなくなり，少しずつ会話や活気がなくなる様子を見て，何かできることはないだろうかと考え，リハビリでギャッチアップ座位の訓練をしながら，コーヒーやおやつを食べることを提案してみました。すると，「食べられるなら食べたいねぇ」と言われたため，病棟ナースに相談し，コーヒーとおやつを用意してもらいました。

　目の前にコーヒーを置くと，自分で手を伸ばしてコップを持ち，ゆっくりと口元に運んで飲んでいました。おやつも自分で取り，次々と口へ運びながら，「おいしいねぇ」「もっと食べたいわい」とうれしそうに食べていました。コーヒーを飲んでいる時間は会話も多くなり，穏やかな表情でいることが多く，少し長い時間座っていても疲労を訴えることはありませんでした。そのため，体調が安定していて覚醒がよい日には，Ｗさんにコーヒーを飲むかどうか聞き，コーヒータイムを実施していました。

　今回，Ｗさんとのかかわりを通して，身体機能や動作能力の維持向上はもちろん大事ですが，患者さんの好きなこと，望んでいることを

知り，できないことが増えていく中でどんな介入をすれば患者さんの入院生活を充実させることができるのか，その人らしく過ごすことができるのかを考えながら寄り添っていくことが大事であり，リハビリをするうえでのやりがいだと感じました。また，私たちが介入することで，患者さんが生き生きと穏やかに入院生活を送っている姿を見ることが，さらに頑張っていこうというモチベーションアップにつながっていると感じられた症例です。

【症例③】

　O さん，56 歳，女性。1990 年，O さんが 18 歳の時，多発性硬化症と診断。2018 年 12 月 18 日，当院入院。入院前は母と 2 人暮らしで，車椅子生活での ADL 動作は自立し，スイミングや卓球，ちぎり絵，油絵，お琴など趣味が多く，活動的でした。現在，コミュニケーションは可能。ADL 動作は整容動作の歯磨きはグリップを把持し，可能。食事は昼食のみ経口摂取可能で，朝夕は腸ろうです。

　以前は痙攣がよくあったことや，3 食とも腸ろうで注入時間が長く気分不快があったため，離床やギャッチアップをすることがなかなかできませんでした。現在，痙攣もほとんどなく，ギャッチアップ座位も 50° 程度は可能となり，入院中もテレビを見ていることが多くなってきました。

　O さんに要望を聞いても「わからん」とのことでしたが，会話をしているとちぎり絵や卓球の話が一番いきいきとしているように感じました。昨日，今日の出来事を忘れてしまうこともありますが，ちぎり絵の話は覚えていることが多く，次の日に「昨日のちぎり絵の話なんやけど，ずっと考えとって，貼る順番は……」と教えてくださることが多くなってきました。

また，体調を崩すことも多いのですが，ちぎり絵は途中で中断して再開できるというメリットもあるため，勧めてみようと考えました。看護師が母親にちぎり絵の道具を持ってきてもらうようにお願いしました。母親はとても喜んで「またここに来る楽しみが増えた」とおっしゃいました。ちぎり絵をしたことがない私はやり方を詳しく聞き，その動作ができるのか，他のもので代償できるのかを評価し，検討する必要がありました。

　まず，ちぎり絵をするための姿勢としてギャッチアップ50°で行うことにしました。しかし，腹部不快感と腰痛，股関節可動域制限があり，定頸もしていないことなどから，体幹をベッドから浮かすこと，両上肢を空間保持することができません。そのためテーブルにサンディングボードを置き，上肢の下にはクッションを置いてポジショニングする必要がありました。

　ちぎり絵の順番は，①題材を決める，②下絵を色紙に鉄筆でかたどり鉛筆でなぞっていく，③和紙を貼る順番を考える，④色を決め和紙に鉄筆でかたどる，⑤かたどった和紙をちぎる，⑥水のりをつけて色紙に貼っていく，です。

　動作として鉛筆や鉄筆を使用する際に，握力がなかったため，グリップをつけて左手で跡をつけてみると力が弱くてコントロールできず，跡がつきませんでした。そこで，両手で把持し，グリップをもっと握りやすいものに変更することで，力が入りやすくなりました。②ができた時，Oさんは「何年ぶりに鉄筆持ったかなぁ。楽しい！」と笑顔でおっしゃいました。やってみないとわからないことも多く，Oさんと作業療法士と相談しながら取り組みました。Oさんに教わることがほとんどで，私もすごく勉強になります。まだまだ始まったばかりですが，試行錯誤しながら作品を作り，リハビリの時間以外に

もできるようになって，生きがいと感じてもらえるようにサポートし続けていきたいと思います。

セラピストの役割

　療養病棟の患者さんは発症からの経過も長く，リハビリの回数や時間にも制限があるため，身体機能動作能力ともに向上することが難しく，低下していくのをいかに維持するかが目標になることが多くなっています。長期入院になればなるほど維持は難しく，状態が悪くなり亡くなってしまう方も少なくありません。そういう状況の中，自分がリハビリをしている意味はあるのだろうかと思ってしまうこともあります。しかし，今回のかかわりの中では，その人らしい生き方を見つけていくことが大切だと気づきました。

　経過が長く，目標を見つけにくい患者さんにとっては，楽しみや生きがいを一緒に見つけることもセラピストとしての役割ではないかと思います。

　また，自分で自分の不調を訴えることができない患者さんにとっては，どうそれを気づいてもらえるかが大切です。それも，セラピストとしての役割の1つではないかと思います。訴えを読み取るには，発汗状態や呼吸状態，心拍や筋肉の緊張状態などを観察すること，声かけや体に触れた際の患者さんの反応を敏感に感じとることではないかと感じます。

　さらには，ご家族の QOL の向上も役割の1つではないかと感じます。お見舞いや，リハビリ見学に来院されたご家族は，患者さんが起きている姿や立っている姿を見ると，とても安心します。いつもベッドで横たわる患者さんを見るよりも，離床している姿の方が希望が持てるからでしょう。離床が難しい重症の患者さんにおいても，少しで

も安楽な表情が見られると，気持ちが前向きになります。そのため，安楽姿勢のためのポジショニングの工夫や体位変換のアドバイスも大切なかかわりだと感じます。

最後に

　いろいろなことを書き並べましたが，このようなことを成功させるためには，医療スタッフ同士の連携がとても大事だと考えます。患者さんや家族の方と一番距離の近い看護師からの情報（患者さんの日々の身体状況や家族の方の情報などセラピストが得られにくい情報）の共有が，療養病棟でのリハビリをより円滑に行えるポイントだと思います。

　誰かの役に立っていると感じられること，誰かの笑顔のためだけではなく自分自身の笑顔のために，これからも患者さん一人ひとりの立場に立ったかかわりを見つけていきたいと思います。

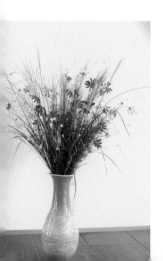

楽しさのある心のキャッチボール

山本　万喜雄

楽しみがリハビリになる

　あらゆる労働が数値によって評価される時代。数値ではなく心地よさによって，患者の心をとらえる病院が地域にあることはうれしい。楽しくて素敵な実践を見つけると，まわりの人に伝えたくなります。例えば，本書 p.117 に掲載された「チーム美須賀」の，経口摂取の多職種協働の看護実践。口から食べるために，言語聴覚士はビデオ嚥下造影（VF）を行い，「視覚的評価を行った後に，適切な姿勢や食形態，一口量を見出せ，経口摂取に導くことができました」。回復期リハビリ病棟看護主任は，鼻腔からの頻回の喀痰吸引が必要なパーキンソン症候群の患者さんに同意を得て「腹臥位ケア」を実施し，「喀出力も強くなり，発話量が増え，コミュニケーションがとりやすくなりました」。また栄養士は，「看護部の要望でおはぎ，餅，お好み焼き等を患者さんと一緒に作り」，餅つきをしたら，「餅を丸めるのも，包むのも手分けして患者さんたちが行います」。そして看護師長は，「味気ない窮屈な入院生活に，少しでも季節感を取り入れ，変化のある時間を楽しく過ごしてもらうこと」に心を配ります。このような実践は，脳画像診断から後遺機能障害と残存能力を読み解く脳リハビリ医・酒向正春氏が挑む希望の人間回復の著『あきらめない力』（主婦と生活社，2014）で主張されているように，「長い人生，楽しみがリハビリになる」。

意識障害の「あなたの声が聞きたい」

　30年前，生活行動を取り戻す看護プログラムで，患者の意識を回復させたNHKスペシャル「あなたの声が聞きたい」という映像作品に衝撃を受けました。その当時，札幌麻生脳神経外科病院の看護部長であった紙屋克子氏（筑波大学）が母校の子どもたちに語った実践は，『看護の心そして技術』（KTC中央出版，2001）に収められています。重度の意識障害者に，「当面の課題としては，食事を確立する，全身状態を良好に整える，そして座位ができること」をあげ，座位の確保の訓練に励んだり，意識がなくても表情の細かな変化にも絶えず注意を払いながら「温浴刺激運動療法」を取り入れたり，「経口摂取」に取り組み，コミュニケーションの回復につとめたという。紙屋さん自身，「とにかく諦めないこと」を大事にしたそうです。「意識のない人に尊厳ある生を呼び戻そうとする看護の力」に圧倒された私は，看護や福祉のプロフェッショナルから共育の仕事の流儀を学んできました。

楽しみの発見で，くらしが変わる知恵袋

　1991年に脳内出血で倒れ，半身不随になった臼田喜久江さん。誰もがそうであるように，突然の障害のショックを受けました。しかし残存能力の存在に気づかされ，食べることが一番大事という主婦は，生活の知恵袋で料理教室を開くまでになりました。山口にある「夢のみずうみ村」との出会いを含め，人生と発達の主人公になるプロセスは，『なんでもできる片まひの生活』（青海社，2003）に詳しい。生きがいもリハビリも生活が基本なのです。以上のような学びは，大学の授業「障害児・者の心理」に生かしています。

理論よりも実践

近本 大以晴

　私は，大学を卒業して地元へ帰り理学療法士として美須賀病院へ就職した。入社当初，上司が「教科書や勉強会で身につけた知識や技術は，患者さんとのラポールが形成されていないと発揮できない」と教えてくださった。それを痛感した事例があったので紹介する。

　Aさんは，認知症の患者さんだった。リハビリをしていると，「あそこで姉ちゃんが洗濯物を干している」などと言い，せん妄症状がみられた。そのとき1年目の私はAさんに，「ここは病院なので，お姉さんはいません。今はリハビリの時間ですよ」と，現実をストレートに伝えた。するとAさんは，「黙れ。邪魔をするな。どこかへ行け」と言い，次第に暴力を振るうようになってきた。そしてその後，Aさんは私の指示を全く受け入れなくなり，私はAさんへの支援ができなくなってしまった。看護部から「リハビリは1対1でじっくり患者さんにかかわるから情報量が多い」と言われることがあるが，こうなってしまっては，情報を得るどころかコミュニケーションが成立せず1対1の辛いところである。

　認知症高齢者との代表的なコミュニケーション技法として，「バリデーション」（認知症の人に対する尊敬と共感を持ってかかわることを基本とした技法）と「ユマニチュード」（知覚・感情・言語による包括的なケア技法）がある。どちらも対象者を共感的に理解することを前提として，認知症高齢者の特性に添ったかかわり方を実践するコミュニケーション技法である。この事例では，私が伝えた内容は事実

である。しかし，私はＡさんの発言を，傾聴したり共感したりすることなく，事実のみを伝えてリハビリを行ってしまった。また，Ａさんを興奮させないように，顔を合わせなかったり身体に触れなかったりしたため，Ａさんとのラポールが全く形成されなかった。その結果，Ａさんは私のリハビリを受け入れることができなかったのだと思う。

　当時の私は，心に余裕をもつことができなかった。このとき私が，バリデーションとユマニチュードの技法を十分に身につけてＡさんに接していれば，Ａさんとの関係も変わっていただろうと後悔している。

　経験を積んでこられた上司たちは，スムーズに会話ができるような語りかけをしたり，相手が安心するボディタッチを行ったりしてラポール形成がとても上手だ。

　それからの私は，「上司の行動こそが一番の教科書」と思い，上司の言動をじっくりと観察し，実践してみた。さらに，わからないことは恥ずかしがらず積極的に聞いて，どのようにすれば患者さんに寄り添うことができるのかを追求した。その後，Ａさんは徐々に興奮することが少なくなり，終始穏やかな表情で，リハビリも順調に進んだのである。

　入院患者さんは，何かしらの病気やけがを患っている。性格は十人十色だ。そのため，人への対応には，病気やけがの基礎知識は当然必要だが，患者さんの心に寄り添い接することが最も大切である。10年目を迎えた今，上司から学んだことを後輩や病棟全体に広めていくことこそが，今後の私の使命である。

パーキンソン病で入院中の患者と
その家族のかかわりについて

松原 利與子

　Aさんは令和4年4月4日，ヘルパーが自宅を訪問すると倒れており，S病院へ救急搬送された。呼吸状態悪く4月8日気管内挿管，レスピレーター装着された。呼吸状態改善されず4月14日気管切開実施した。

　その後，喀痰よりMRSA検出され，抗菌薬の治療が始まった。喀痰量は多く，嚥下障害が顕著となり，経口摂取困難と判断され，PEG造設となった。呼吸状態は徐々に改善され，酸素吸入も中止となった。しかしパーキンソン病が進行し，ニュープロパッチが9mgから18mgに増量された。頻回の吸引が必要でときどき発熱が見られたが，家族の希望もあり当院へ転院することとなった。

　転院後，一般病棟での治療，リハビリ実施後，令和5年7月12日療養病棟へ入棟となった。入棟後はときどき発熱が見られ，喀痰量も多く，頻回の吸引が必要であった。また関節の拘縮も著明で骨突出部分に発赤も見られた。

　喀痰量の減少と褥瘡予防，リクライニング移乗（1時間〜1時間30分程度）を目標に熱布バックケアと，て・あーて，ポジショニングを見直し少しずつ離床していった。

　はじめは5分〜15分程度とし，徐々に時間を増やしていき，現在は昼の注入時にリクライニングに移乗しナースステーションで過ごしていただき，約1時間30分程度離床できるようになった。

リクライニング移乗時にはマルチグローブで，圧抜きに努め，ナースセンターでは看護師や介護スタッフが話しかけ刺激入れを行った。

　普通の声で一度話しかけた程度では，ほとんど無反応であったが何度も繰り返し耳元で話しかけ OK なら目を 2 回パチパチ閉じる。NO なら目を 1 回閉じる，など本人とコミュニケーションがとれるようになった。

　また，関節の拘縮も著明で，入院時は両上肢が前胸部の上で固定された状態で動かすことができなかった。そのため血圧測定や検温がやりづらく，本人も上肢を動かすことによる痛みもあり，苦痛表情が見られた。毎日のリハビリと，て・あーて，熱布バックケアを実施し，両上肢も少し可動域が広がり，手指を動かすことができるようになった。

　たとえば発熱が見られ「しんどいですか？ しんどかったら左の人差し指を 2 回動かしてください」と看護師が聞くと，左手の示指を 2 回動かすことができるようになった。看護師が何かを質問すると答えようと口を動かす動作もみられるようになってきた。

　入棟当初は不安そうな表情だった娘さんも，関節拘縮が少し改善したことや離床ができたことなど，ナースセンターで過ごす本人を見て嬉しそうにしていた。娘さんから「元気なときは甘い物が大好きで，もうやめなさいというまで食べていた」という話を聞き，当院の恒例行事である，もちつきに参加してもらうこととなった。

　リクライニング車椅子で食堂へ一番乗りで場所取りした。もち米の蒸せる匂いに刺激を受けたのか，隣や向かいの患者さんが，餅に餡を包んで頬張る姿に刺激を受けたのか，看護師が餡をちぎって口に入れると，むせることなく飲み込んだ。そこへやってきた ST にバトンタッチすると彼は，餡の匂いをかがせた後，口元へそのまま持って

行った。何とＡさんは口を伸ばして半分くらい噛みきった。最終的に大きめのマスカット大のこしあんを２個摂取できた。一度むせることがあったが，あんを美味しそうに摂取する表情は穏やかで，眼力さえ感じられた。

　その様子をカメラに撮り，数日後，娘さんが面会に来られたときに見てもらった。「わーすごい。食べれた。お父さんすごい」と喜んでくれた。また娘さんの前で看護師の介助にて，あんを摂取してもらい，その様子を自分のスマホに撮りながら「これ，みんなが見たらびっくりする。すごい。口が動きよる」と食い入るように見ていた。

　Ａさんはお酒が好きだったという情報を得たため，スポンジブラシに日本酒を少し湿らせ口に含ませてみた。すると口をすぼめてチューチューと吸うような動作が見られた。後日その話を娘さんにすると，娘さんの表情は明るくなり，元気だった頃の患者さんの話をよくしてくれるようになった。

　まだ気管カニューレが挿入されており，吸引も必要だが，近い将来スピーチカニューレに変更でき発語できるようになれば私たちにとっても娘さんにとっても，こんなに喜ばしいことはない。

　一般的に療養病棟というと「何もしない，寝かせきり」というイメージがあり，ほとんどの患者さんが床上での生活を強いられている病院が多いのかもしれないが，私たちは少しでも安楽に，ゆっくりでも改善をめざしてかかわっている。

　もの言わぬ患者さんを目の前にし，ときには私たちの行っているケアが患者さんにとって最適なのかと考えさせられるときがある。しかし「視る」「看る」「触れる」を繰り返すことで何か変化が起きたときにはその変化に気づき，対応できるのではないかと感じている。患者・家族１人ひとりに向き合い少しでも思いが叶えられるよう，ま

た安心して療養生活を送っていただけるようケアの質を向上させていきたい。

第 3 部　実習

3

§8

　埼玉県朝霞市から朝霞准看護学校の2年生が，実習に来てくれました。「て・あーて」や「熱布バックケア」等，実際に看護師の手を使った患者さんに触れるケアを体験したいとのことでした。地元の看護学生の実習を受けていますから，来ていただくことに問題はなかったのですが，一度に大勢を受け入れてどのような実習をするか，遠くから来る甲斐があるか等，心配は尽きませんでした。

　でも，看護部で話し合いリハビリにも協力を得て，当日のプログラムができました。初めてのことで不安もありましたが，若いスタッフは welcome ボードを作って歓迎しました。顔合わせの会で実習生に期待することは，楽しい実習であって欲しいことと，学生もチームの一員であることを伝えました。学生さんたちは長旅の疲れも見せず，溌剌と生き生きと実習されました。真剣な学生さんたちに気をよくした実習指導者の報告も読んでください。(重見 美代子)

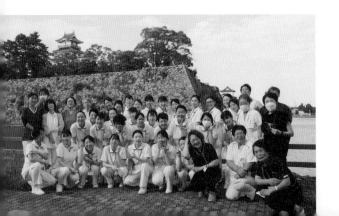

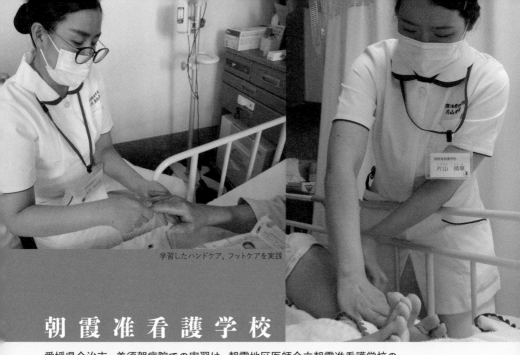

学習したハンドケア，フットケアを実践

朝霞准看護学校

愛媛県今治市・美須賀病院での実習は，朝霞地区医師会立朝霞准看護学校の
長谷利子副校長はじめ教員，学生の夢であった。今年7月，その夢が実現。
埼玉県朝霞市から片道6時間，2泊3日の日程に28名の学生全員が参加した。
「オン・ナーシング・プラクティス　美須賀病院の実践」とともに，その実習の様子をお伝えする。

夢が実現，美須賀病院で実習を！

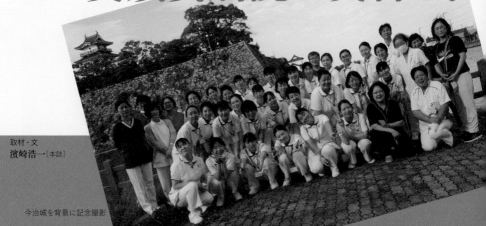

取材・文
濱崎浩一［本誌］

今治城を背景に記念撮影

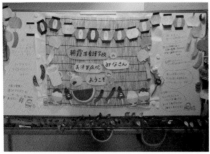
鮮やかなwelcomeボード

よい看護を提供したい

　前日に今治に着いた一同は，実習当日の朝から美須賀病院に入り，オリエンテーションに臨む。「すぐにwelcomeボードが目に入り，美須賀病院のみなさんがこころから待っていてくださったことを学生とともに感じました」と長谷副校長。「重見総師長さんがおっしゃっていたのは，『どこにいてもよい看護が受けられるよ

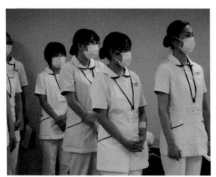
オリエンテーションに少し緊張

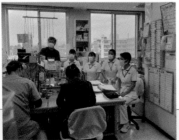
グループごとにナースステーションに移動

うにがんばっていきたい』ということでした。それは私たち，みんなの夢です」。

　実習では学生たちは4グループに分かれ，て・あーて，熱布バックケア，ノーリフティングケアなどを体験する。実習から2か月を経た9月，学生のみなさんから話を伺う機会を得た。「美須賀病院では，看護師自らの手を用いてケアすることの重要性を改めて教えて頂きました」「始めは緊張が見られた学生も患者様の思いや喜びがその手を通じて共有できることを感じることができました」など，美須賀病院での実習体験について一人ひとり率直に感想を語るのが印象的だ。

　「学生は，これから近隣病院で5週間の隣地実習に入ります。そのとき，『私たちは美須賀病院での実習を通して，て・あーて，熱布バックケアなどを学んできましたので，ぜひ取り組ませてください』とお願いし，病院の方が興味をもってくださったらうれしいです。時間がかかるでしょうし，私たち教員が学内実習のときに『美須賀病院ではどのようにやっていた？』と体験の引き出しを開けていく必要があると思います。学生が発信し，臨床の方が何かを感じてくださったならば，それはすごいことですよね」（長谷副校長）。

　美須賀病院における実習体験をもとに，その一歩先がすでに始まっている。

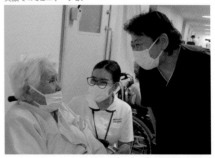
笑顔でコミュニケーション

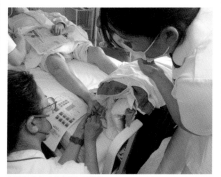
ケアのポイントをまじかで確認

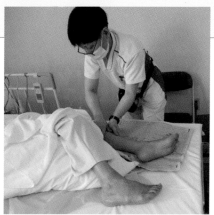
フットケア

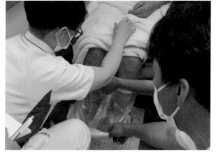
足浴を実践

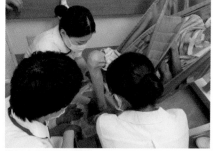
協力しながら手順を進める

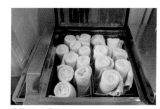
準備された蒸しタオル

よい教育のための提案は実現しよう

今回の片道6時間をかけた臨地実習について，小島武校長は語る。「当校の先生は日々，よいと考えたことには果敢にチャレンジされる方ばかり，学生たちに"よい教育"を提供するために，ともに歩んできました。実績をもった先生方ですから，今回の提案に，私として抵抗はありませんでした（笑）。学生たちも抵抗なく，たのしかったのではないでしょうか。美須賀病院のみなさんからお話を伺う時間もとってくださったと聞いています。学生はそのお話にも感銘を受けたようです」。

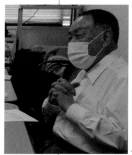
小島武校長

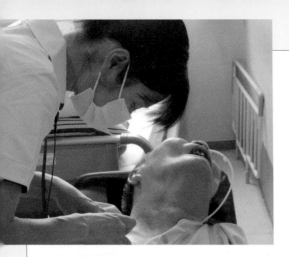
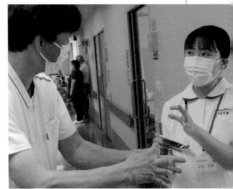
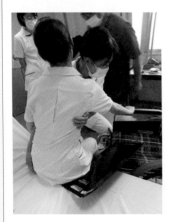
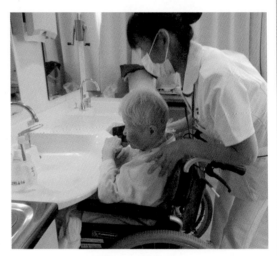
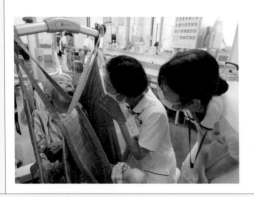
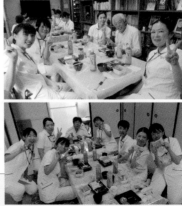

昼食でひとやすみ

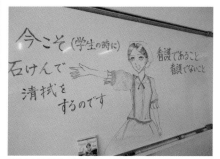
学校のホワイトボード描かれたメッセージ

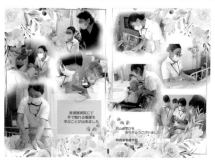
実習のお礼をカードに

准看護学校をめぐる状況の
なかでの悩み

　このように熱意をもって看護教育に取り組む朝霞准看護学校。一方で准看護学校における看護教育は，制度をめぐる歴史的経緯と近年の社会環境の変化のなかで今日的課題に直面しているという。

　看護を学び，看護技術を身につけるための教育を受けようとするとき，さまざまな生活背景のもと，「高等学校卒業」がハードルとなる場合や，「働きながら学ぶ必要がある」場合がある。わが国には，生活を下支えし，状況を改善する社会制度が乏しいなかで，准看護学校の担う役割が生まれている。しかし，看護界のなかで，准看護学校における看護教育はどのように位置づけられているのであろう。コロナ禍の2020年12月，日本看護協会は社会貢献活動

「Johnny's Smile Up! Project」による5億円の寄附に基づいた基金を設立，「新型コロナウイルス感染症の対応においても幅広く活躍する認定看護師の育成に関する事業や，看護学生の支援として看護師等学校養成所への支援事業に役立て」るとした。「この基金の支援事業を，埼玉県内の准看護学校にも考えてほしかった」「なんとなく格差を感じざるを得ないなかで教育に取り組む私たちが，『看護はこんなにたのしい』と十分伝えられていないのではないか，"守り"に入ってしまっているのではないか，と思うときがあるのです」（長谷副校長）。

＊

　長谷副校長をはじめとするみなさんが，豊かな看護教育に取り組まれたその証は，学生のみなさん一人ひとりの体験のなかに深く刻み込まれているに違いない。

朝霞地区医師会立朝霞准看護学校
〒351-0011 埼玉県朝霞市本町1-7-3
https://www.asaka-junkan.jp

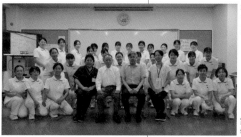
実習を通して成長された
学生さんとともに

朝霞地区医師会立朝霞准看護学校からの
看護実習を受けて

田中 宏明

　令和5年7月10日，28名の実習生（2年生）が当院に来られた。「て・あーて」を含めた，成人・老年看護実習のために。当院は，普段から，地元の医師会立看護学校からの実習生を受け入れているが，一度に28名は初めての経験であった。当院の少ないスタッフで対応可能かどうか不安を感じていた。4グループに分かれて，ローテーションしながら実習を行う予定と聞いてはいたが，狭い院内，一体どうなるか。

　朝，一番に皆さんの前で挨拶をさせていただき，実習生の皆さんの目の輝き，やる気があふれんばかりの姿勢を感じ，ますます不安になった。当院のスタッフも，やや緊張している感じがあった。そこで「当院では特別なことはしていない，患者さんにとっていいと思われることを取り入れ，実践しているだけである。普段の私たちの仕事を視て，体験して，感じてほしい」と話をさせていただいた。

　私自身，外来や入院患者対応のため，実習時間中はスタッフに任せたままであったが，夜の懇親会の席で，看護学生さんや引率の先生方，また当院のスタッフ全員からこの1日の感想や意見を伺った。私の不安は，学生さんや引率の先生方の安堵した様子に吹き飛んだ。さまざまな言葉があり，双方によい研修になったと感じた。看護師になりたい気持ちや，勉強の大変さや不安，自分たちが当たり前と思っていることが，学生さんには新鮮だったこととか，私や当院のスタッ

フも自身では気づいていなかったことなど多くを教えていただいた気がする。

　懇親会で私は「医療も看護も介護も日々進化する。目の前の患者さんにとって，あるいはご家族やスタッフに対して何ができるか，もっと何かよいことはないだろうか？　と常に考え，よいと思うことをチームで相談し，みんなで実践することが大事。美須賀病院は特別なことはしていない。院長があれをやれ，これをやれとは言わない。スタッフからこんなよい方法がある。試してもよいか？　と言われて，私はやってもいいよと答えるのみです」と話した。

　美須賀病院の院長や理事たちが，現在の形をつくっているのではない。当院のスタッフが今の美須賀病院をつくっているのだと私は思っている。今回の実習を通じて，学生さんには現場の空気，実際の看護を経験していただけたと思うし，当院にとっても新たな気づきや将来の夢に向かって一生懸命な学生さんに会うことができて，明日からの励みにつながると感じた。

ようこそ！　美須賀病院へ

重見　美代子

きっかけ

　数年前，日本看護技術学会学術集会の交流集会で，て・あーての実践報告をする機会をいただいたときのことです。埼玉県の朝霞准看護学校の先生に質問をしていただき，少しお話したのです。後日，「実習に行きたい」とお手紙が届きましたが，まあ，社交辞令だろうと流

[表] 実習スケジュール

	5F	4F	3F	リハビリ	ノーリフト
8：30 病院到着　更衣					
8：40 〜 **9：00** 挨拶・オリエンテーション					
9：00 〜 **10：00**	1G	4G	3G	2G	
10：00 〜 10：05 移動 （水分補給）					
10：05 〜 **11：05**	2G	1G	4G	3G	
11：05 〜 11：10 移動 （水分補給）					
11：10 〜 **12：10**	3G	2G	1G	4G	
12：10 〜 12：15 移動 （水分補給）					
12：15 〜 **13：00**	3G	2G と 4G	1G と 4G		
13：00 〜 14：30 昼食 小松邸					
14：35 〜 **15：35**		3G		1G	2G・4G
15：35 〜 15：40 移動 （水分補給）					
15：40 〜 **16：40**	4G		2G		1G・3G
16：40 〜 ホテルへ移動					

しておりました。数年後，どうしても行きたいとお電話があり，日程調整をしていましたが，コロナ禍でやむなく中止になってしまいました。当時，ラブコールをくださった先生はご家庭の事情で休職中とのことでしたが，想いは継続されていて，今年度実習担当の先生からお話があり，私は軽い気持ちで「どうぞ！」と応えていました。

受け入れに当たって

　来るものは拒まず，「できない」理由をさがすのではなく，できる方法を考えるのが当院のモットーです。とはいえ，28名もの学生を受け入れるのは初めてでした。地元の今治看護専門学校の学生を受け入れていましたが，多くても8名，普通は1回に5，6名の実習生でした。

　28名をどうするか，3病棟しかないのでリハビリ部にも協力を依頼しました。そして，グループ分けを学校にお願いし，1グループ7名が同時に動くように計画しました。そして，実習責任者（部署長）会議を2回開催し，どのように進めるかを話し合いました。5F（一般病棟），4F（療養病棟），3F（回復期リハビリ病棟），2F（リハビリ部）で1時間ごとに全部署を経験できるように。

　そして，午後からは2グループごとにノーリフティングケアの体験を計画しました。加えて，全員がて・あーてと熱布バックケアを体験することができるように，配置の順番や業務の時間との兼ね合いを考えて表のように決定しました。

　普段は，各病棟とも週間業務を優先し，各患者に応じてケアの時間は異なりますが，この日ばかりは11：00から12：00の間に，て・あーてと熱布バックケアをすることにしました。その時間リハビリ実習だった4グループは，午後からて・あーてと熱布バックケアを一

般病棟で実施することにしました。皆の知恵を結集してスケジュールを組み，看護学校とやり取りをしながら修正を入れました。

病院中で welcome

　実習生を迎えるにあたり，若者たちが中心になって，welcome ボードを作制しました。分担して掃除をし，当日を待つばかりとなりました。

　当院は古い建物で，病棟種別変更に合わせて改築を重ねてきているので，会議室や研修室もありません。実習前の顔合わせも理学療法室を借りて簡単に済ませました。昼食は，小松医師宅を借りました。初めての場所に来られる学生さんはじめ先生方は，どんな実習になるか不安で一杯だったことでしょう。私は，いつも通り何とかなるだろうとスタッフに任せていました。話を聞いて友人3人（元看護師，元看護学校教員，現医療事務）が手伝ってくれることになりました。案内係と，写真撮影，送迎等を自主的に行ってくれて，仲間のありがたさを痛感しました。

いよいよ本番

　当日，各部署の責任者たちは早くから集まって，最終チェックをしているところに，「見えました」の声。31人の集団は圧巻でしたが，院内に散らばった時には違和感はなく，当院の空気に同化している感じでした。1日だけのチーム美須賀のメンバーです。嬉しいことに松山から山本万喜雄先生が見学に来てくださいました。年齢は兄のようですが，実際には保護者の立場で来てくださったように思います。多くの人の理解と支えによって実現した感動の1日でした。

なぜに埼玉から

　遠く愛媛まで時間とお金を使って来られて大丈夫か？　なぜ？　と不思議と同時に，期待外れだったらと不安でもありましたが，朝霞准看護学校の教育方針を見ると納得です。「看護とは何か，人とのかかわりを大切にし，看護者の手でケアする価値を忘れず根拠に基づいた安全・安楽な看護技術が実践できるように，教授していきたい」「以前から重点を置いている『看護師自らの手を用いてケアすることの重要性』を伝えることに力を注いでいきたい」「互いに手を用いてマッサージしながら語り合う体験や，教員が行う熱布清拭の体験などの様々な取り組みは，継続していきたい」（引用：看護展望 2022-3 増 vol.47 No.4-0387）とあります。当院が取り組んでいることと同じです。先生たちは，実際に実践している病院を見せたかったのでしょう。学生に「今治市の他の病院はやっていないのですか？　埼玉県にはやっている病院はないのでしょうか？」と質問されたスタッフは，「他の病院のことはよく知りませんが，あまり多くはない気がします。埼玉にもあれば，今治まで来ないのでは？」と答えたそうです。

　学生さんたちは，観光もせず翌朝帰って行きました。遠くから時間とお金をかけてきたかいがあったのか，費用対効果が気になる私でしたが，後日送られてきた学生さんの実習記録を見て，充実した学びに実習を受けてよかったと胸をなでおろしました。この実習記録は私たちの宝物になりました。

　数多くの実習生との出会いがありましたが，朝霞准看護学校の皆さんの真剣さはピカ一でした。

　実習終了後数日して，関係者で写真を見る会を設けました。疲れも吹っ飛ぶような感動を分かち合う時間でした。当日，見学に来てくださった山本先生からはがきが届きました。「（略）看護学校の熱意，そ

して美須賀病院の実習受け入れ態勢。その感動のひとときに立ち会うことができて，本心から"感動によって人は育つ"ことを味わっております。（略）」とあり，実に意義深い感動的な1日を思い起こしております。

セラピストからの感想

・片麻痺患者さんの歩行練習（平行棒）を見学。立つ，歩く，介助方法に対して質問があり，積極的に取り組まれていると感じた。（PT）

・高齢の方の入院前の生活・退院先で埼玉は施設が多い。今治は独居や自宅も選択肢の1つとして進めることが多いので，患者さんのモチベーションの違い，スタッフの対応（環境設定やかかわり方，援助の方法等），家族との関係性が大きく違うことを学生さんと互いに感じた。（OT）

・「リハビリは1時間しますか」「リハビリの内容はだいたい決まっていますか」と時間・リハ内容について質問があった。回復期病棟の事や，リハ内容の決め方を伝えた。（PT）

・患者さんへの挨拶や声掛けなど丁寧だった印象。いざえもんシートやスライディングボード，リフトなどの福祉用具を初めて見たとのことで，使い方などを説明した。当院では当たり前の道具や光景が他院ではまだまだ使用されていないものもあるので，今後いろいろな場所で使われると良いなと思った。（OT）

・4階療養病棟の患者さんと楽しみにしているちぎり絵を一緒にし，入院される前の作品も見てもらった。話す姿勢や話し方など丁寧で患者さんからたくさんの情報を得ようとしていた。情報の中から患者さんが今，何に困っていて何がしたいかなどを聞き出す大切さを再確認することができた。（PT）

・看護学生さんに，知りたいことや見たいことを尋ねると，「ウェルニッケ失語の患者さんにどうかかわるのか，どういう訓練をするのかが知りたい」と言われた。パッと具体的な内容が出てきたことに驚いた。他の実習でウェルニッケ失語の患者さんに接したことがあり，上手くコミュニケーションが図れないことがあったようだ。患者さんに接した時に感じた問題意識を持ち続けること，どうすればいいか考え続けること，その大切さを改めて思い出させてもらった。(ST)

・回復期病棟でのリハビリ時間や各職種の役割について興味を持っており，学ぼうとする意欲を感じた。学校生活でも実習の大切さを学生自身が理解し行動しているんだと感心した。(OT)

・大腿骨骨幹部骨折と大腿骨顆部骨折，両足果部骨折の術後の患者さんを見学。術創部の状態を伝えると，丁寧に部位を見てメモしていた。リハビリの内容や目標を伝えると，関心を持ってメモをとっていた。患者さんにも笑顔でコミュニケーションがとれていた。(PT)

・我々スタッフや患者さんへの挨拶など，にこやか且つ丁寧に対応され，訓練を一緒に行っていたことなど積極的な姿勢を強く感じた。また，いざえもんシート使用の見学時にはノーリフトについて学生さんの方から様々な私見を述べられ，今後医療職として勤務することについて真摯な姿勢を感じた。(OT)

・学生は，言語聴覚士が口腔ケアをすることに驚かれた。看護師の役割だと思っていたようだ。目標は同じでも，アプローチの仕方が異なることや，多職種で行うことの重要性を説明した。(ST)

・入院されてからの患者さんの心境やご家庭の状況等，現場でも重要となる部分の問診をされ，とても感心した。(PT)

・学生さんにとっては初めて見る病態の方とのことだったが，患者さ

んの話に熱心に耳を傾けられ，また積極的に質問もされていた。
（PT）

・患者さんが繰り返し同じことを質問しても嫌な顔をせず何度も同じ
答えを優しく伝える場面を見て，改めて患者さんに心身ともにしっ
かりと寄り添うことが大切だと感じた。（PT）

・前年までは2泊3日の北海道修学旅行だったのが，カリキュラム
の変更で2泊3日の実習となり，さらに当院が実習地となったこ
とで2日は移動に費やされる。学生のモチベーションはいかほど
かと心配していたが，実際はとても前向きに取り組まれている姿を
拝見した。リハビリの見学場面で印象的だったのは，見学が終わっ
た直後の学生さんが，「他の患者さんの見学をさせていただいてよ
ろしいでしょうか」と訊かれたことだ。実はこの時，次の移動まで
に4分ほど時間があり，学生さんはその僅かな時間も見学をした
かったようだ。「いいですよ」と答えると，すぐさまリハビリ室へ
戻っていき，その場にいたスタッフとその患者さんに見学依頼をさ
れていた。学生だった時の自分はこの4分をどう使っただろうか
と考えると，こちらが学ばせていただいているなと感じた。（PT）

・階段で移動している際にその場に居合わせたが，学生さんは浮かれ
ている様子もなく全体的に落ち着いており，まとまりを感じた。
（PT）

看護師からの感想

・1日の実習とはいえ，何かを得ようと真剣だった。何回か打ち合わ
せはしていたが，目まぐるしくあっという間に過ぎていった。そん
な中でも，て・あーてと熱布バックケアは実際に行ってもらい，交
流会では家庭で子どもが病気になった時，そっと背中をさすってあ

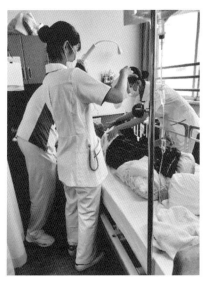
熱布バックケア

げていたように，看護の原点は手にあることを実感することができたと学生さんから聞くこともできた。

・回復期リハビリテーション病棟の案内と，排泄ケアについて学生とかかわりを持った。患者食堂の様子を見て，コロナ禍での対応など具体的な質問を受け，食堂内の CO_2 濃度を測定しながら換気を行うといった対応などをお話した。真剣にメモを取りながら，積極的に質問をされ大変ありがたかった。また，患者の状態に合わせたおむつの選択や，福祉用具を用いた排泄の介助方法を聞いて，その種類の多さに驚いていた。寝たきりの状態で24時間おむつに排泄している患者さんのおむつをどのように外し，トイレやポータブルトイレでの自立排泄を支援していくのか。患者自身はもちろん看護・介護する側にとっても，排泄ケアはストレスが生じやすい援助の1つ。そのためにも，これから看護師を目指す学生たちには，1つの方法だけではなく，より多くの選択肢が提供できるように，知識を身につけることの大切さを伝えられたように思う。

・ノーリフト体験を通じて学生と交流する機会を得た。スライディングシートで体位変換や，マルチグローブを用いた体圧分散を実際に体験し，素直に驚く学生たちに，その原理を説明するのは楽しかった。また，私が担当した班は，車椅子への移乗方法について，従来

の持ち上げる介助とスライディングボードを用いた介助の違いを患者の視点，介助者の視点に立って，体験した。人の手で持ち上げる介助は，患者と介助者の双方にリスクを伴う。体を密着させるので，足元に死角ができ，移乗の際に体幹がねじれ，知らぬ間に足をぶつけて傷がで

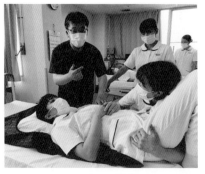

ノーリフティングケア体験

きてしまったという経験を交えて説明し，いかに双方にとって安全・安楽な移乗が大切か，それはどのようにすればよいかを考えてもらった。学生さんは積極的に意見を出し合いながらスライディングボードを使って移乗体験を行い，その違いについて皆笑顔とともに感想を述べてくれた。そのほかにもターンテーブル，サラ®ステディなど初めて触れる福祉用具に興味津々といった様子だった。さまざまな福祉用具に触れて，体験をすることで，美須賀病院内の雰囲気を伝えたいという意図もあったし，普段見ることのできない現場の雰囲気を感じ取ってもらえたと思う。

・2名の患者さんの足浴とて・あーてを行った。そのうち1名の患者さんは下肢の浮腫が著明であったため，て・あーてとリンパマッサージの違いについて質問された。疑問に思うことをその都度熱心に質問され，答える私も再度その違いと必要性について考えることができた。学生さんにも実施していただいたが，患者さんより，「気持ちがよかった。足が軽くなった」と嬉しい感想をいただき，浮腫への効果も実感してもらえたと思う。

・熱布バックケアを見学した。2人の患者さんとも途中で眠られてし

まい「あー，気持ちよかった」と言われた。学生の中には授業で実際に気持ちよさを体験したという人もいた。また，質問で「熱布バックケアに時間を割くことで業務が手一杯にならないですか？」と聞かれハッとした。何となく流れ作業になってしまっている自分の手技や目的などを再確認でき，よい刺激となった。外部からの訪問はスタッフへの刺激となり，こちらもよい経験ができたと思う。
・礼儀正しくハキハキしていた。意欲的に質問され，リフトの対応重量についても訊かれた。

最後に

　正直，疲れもありましたが，それ以上に刺激的で当院にとっても学び多い感動的な1日でした。看護とは何か？　看護師は何をする人か？　学生さんとともに，自分たちのケアを再確認したり，自信を深めたり，今後の看護活動に大いに刺激になり，やる気に繋がった1日だったと思います。実習生皆が朝霞魂でよい看護師になられること，またいつか看護について語り合いたいと願っています。

朝霞准看護学校実習を受け入れて

岡田　誠次

　少人数の実習受け入れは何度も行っていますが，初めての大人数でどうなることか心配でした。他にも，「圏域を超えて泊りがけをするに見合う学びを提供できるだろうか？」「何気なく当たり前にやっていることを教えて，生徒ががっかりしないだろうか？」「今治弁まる

出しの説明はきちんと聞き取れるだろうか？」と気がかりの種は尽きません。

　実際に実習生がやってきて，やはりてんやわんやの大忙しとなったわけですが，説明をしている時，すでに充実感を得ながら指導をしている自分がいました。どうしてなのか？　答えは簡単です。誰一人としてクラゲのように浮遊している生徒はおらず，話に耳を傾ける顔も真剣そのもの。一滴も漏らさず吸収してやろうという気迫がひしひしと伝わってくるからです。後日届けられた実習記録を見て，さらに感心しました。

　自分が一度学び知っていることと，実際に体験したこと，体験して考えたことなどが合わさった理想的な記録。単に知らなかったことを説明してもらった……とは異なる熱量の記録が用紙一面に書かれていました。これらのことができるのは，実習現場だけの努力ではなく，学内での事前の準備が入念にされてないと叶わないことだと思います。仕組んだ先生方も素晴らしい，応えた生徒さんたちも素晴らしい。さぼれるだけさぼって，卒業式の日まで補習をしていた若き日の私に，見倣わせたい！

　それともう1つ，今回の実習受け入れで私に有益だったことは，「てあーて」に取り組んでいこうとしている人たちが，他にも確実にいると実感できたことです。だってそうでしょう？　実際に会ったこともない人たちが，自分たちのやっていることを，予習して遠くから学びに来てくれたのですよ。メジャーじゃないかもしれないけれど，自分たちは独りぼっちではない。この感激はとても大きいものでした。

　ケアは行う者と受けるものが相互に癒しを与えるものだ，と聞いたことがあります。学習の場面でも，そういうことがあるのだと強く思いました。

夢みる看護実習

山本　万喜雄

人間の誇りを大事にする看護

　美須賀病院の寄り添い人のような立場で，「て・あーて」が仲立ちになり病院と看護学校を切り結んだ看護実習に参加させてもらいました。まず院長の田中宏明先生から，「当院は患者さんにとっていいと思われることを取り入れてやっている。本日も普段通りに仕事をしているので実習で学んでほしい」と実習生にエールが送られました。緊張の中にも信頼関係に満ちた雰囲気で，実習が始まりました。

　私がもっとも注目したのは，寝たきり状態の患者Kさんへのスタッフのかかわりでした。心地よい看護を受けながらその患者さんは，詳しいことはわからないけれども四肢の拘縮がある上に，言葉によるコミュニケーションも困難であるらしい。実習生が看護体験をすることを了解してもらって働きかけると，患者はやさしい表情になりました。かつてKさんが，誇りある外科医であった人生が蘇ったのかもしれません。この一瞬に，人間の尊厳を打ち立てる看護の証を見たような気がしたのです。

ともに学び，ともに食べた昼食の雑談の中にこそ

　動く総師長の重見さんをはじめ，実習受け入れ側の念入りな配慮を感じました。とりわけ，昼食のために病院近くの自宅を提供していただいた小松紀子医師の配慮は格別でした。支援スタッフの車による実

習生の移動，見事な生花による歓迎，流水による手の消毒，コロナ対策で部屋を改装し通風をよくしてもらった部屋（CO_2），全員が同じ時間で食べられるように考えられた部屋毎で食べるフルーツ付きお弁当，仲間とともに食べたテーブル毎のリラックスしたもぐもぐタイム。日程的にかなり厳しい実習旅行や埼玉での日常生活，学校に入るまでの人生のまわり道など，短時間にもかかわらず親しく交流できたことはなによりの収穫でした。

　夜の交流会に参加できない私のために，「スピーチを一言」という機会が与えられました。雑談にも芸あり。そこで語ったことは，第一に，感動によって人は育つということ。第二に，動けば人に出会うということ。実践に人あり　人に歴史あり。第三に，学ぶ喜びとは，①世界のひろがり，②仲間のつながり，③新しい自分の発見，というようなことでした。

看護実践の証 —— ふかく，やさしく，あたたかく

　最近刊行された陣田泰子著『看護の証を紡ぐ』（看護の科学新社）には，著者自身の看護実践を見つめた自己形成史がまとめられています。このたびの夢のような看護実習の実現には，病院側だけでなく看護学校側にも真剣な討議があったことでしょう。愛媛大学教育学部附属養護学校の校長を経験した私には，双方の苦労のプロセスが推察できます。学校の教職員や学生に四国での実習をどう納得してもらえたか。看護実践の証である学生の感想を含めた総括が，やがて提示されることでしょう。会えなくなってはじめて知った"育てるものが育てられる"という実習の意味。「再会」の日を楽しみにしています。

朝霞准看護学校の美須賀病院 一日見学実習を通して思うこと

美須賀病院看護部 重見総師長とのかかわりから

芝田 悦子

　数年前から埼玉県の朝霞准看護学校が美須賀病院へ一日見学実習を熱望していると聞きました。美須賀病院での看護の取り組みは他の病院とはひと味もふた味も違いますから，朝霞スタッフの選択は先見の明があると思い，実現するのを楽しみにしていました。美須賀看護には川嶋先生の「て・あーて論」が主軸にあります。私もまた，このて・あーて論に出合ってから，「触れる・癒す・あいだをつなぐ手」をキーワードに看護教育に携わってきたように思います。そのきっかけをつくってくださったのが重見総師長でした。

　2013 年 5 月，美須賀病院で川嶋先生の講演会を開催するからと声をかけてくださいました。川嶋先生の講演が直に聞けることに興奮し，ほとんどの教員が参加させていただきました。教員たちが口々に「なんで美須賀病院で講演？」と不思議そうに尋ねてきたのを思い出します。本当にすごいプロジェクトでした。看護界の重鎮を呼び寄せるなんて……恐るべき重見総師長です。

　美須賀病院で川嶋先生の講演会の感動を風化させないためにと，その 2 年後の 2015 年 10 月に『「て・あーて」に学ぶ』を出版されました。教育関係者として当時，参加した教員の感想が掲載され，それぞ

れの思いが綴られています。あの頃の教員は雑務に追われながらもさまざまな勉強会や講演会へ参加し自己研鑽していました。懐かしい……当時の教員仲間！！ あれから学校はどう変わっていったのでしょうか？

　2015 年 11 月，今治看護専門学校（以下，今看）で愛媛「て・あーて塾」（2 日間研修）が開催され，当時の副校長（2016 年 3 月退職）と私が参加させていただきました。川嶋先生の公開講座もあり，重見総師長の配慮で教員や看護学生も聴講でき，看護の基本，て・あーての思想を知るきっかけになったように思います。「て・あーて塾」研修は当時の副校長と私にとって目からうろこ。こんな身近なところで患者に寄り添える看護の取り組みをしている病院があることに感動。実習備品としてマルチグローブやポジショニングピローなど福祉用具を副校長が学校側に購入できるよう働きかけ，次年度に間に合わせました。

　ただ，学内演習で移動や移乗，ポジショニングのデモンストレーションの際には，グローブ・ピローなどを使用することがまだまだ教員もぎこちなく悪戦苦闘でした。救いは，日頃，実践している美須賀病院の学生に協力してもらうことでした。彼らが，とてもスムーズに慣れた手つきで体位変換をしていたのには脱帽でした。

　臨地実習は，看護の醍醐味をまぢかに美須賀スタッフから指導していただきました。学校からの実習指導教員は配置されておらず病院へ全面的に委ねていました。学生たちが，有意義な時間を過ごしていたことは実習記録から伝わってきていました。同時に重見総師長には，外科看護や老年看護の講義を，学生の興味関心を引き出すように臨床場面を取り入れながら講義をしていただいていました。

　2017 年 9 月，て・あーてとノーリフトを融合して看護の質を高め

ていった美須賀病院は『めざせマグネットホスピタル―て・あーての実践と福祉用具の活用』を出版されました。その中に川嶋先生が「美須賀病院は近隣の今治看護専門学校との緊密な連携と，優れた人材育成のために必須である質の高い臨床実習を可能にするための努力を惜しまない」と述べられています。まさしくその通りです。他施設実習の橋渡し，受け入れがままならない学生を快く引き受けてくださり，学校や病院の立場ではなく，いつも学生の目線で何が一番よい対処なのか一緒に考え，解決してくれていました。

　2018年3月には『めざせマグネットホスピタル―て・あーての実践と福祉用具の活用』出版記念講演と実践報告が，今看の講堂で開催されました。地域の病院をはじめ他県からの医師やコ・メディカル等が大勢集まりました。美須賀チームの看護ケアは，じわりじわりと全国に興味関心をもたらせています。

　この講演で見えたことは，スタッフのチームワークです。看護の場面だけではなく，違った場面でもチームワークが発揮されているのです。今看は場所の提供のみで，すべてを美須賀スタッフが駐車場案内，会場設営，進行など分担されて動いていました。張り詰めた緊張感はなくそれぞれが役割を果たしているため，いつもの笑い声しか聞こえてきません。いつも以上の重見総師長の笑い声は，周りの緊張を緩め効果的に作業ができる働きがあるのかなと思ったりしました。会場入り口に添えられた大きな花瓶に桜を中心にした生け花は圧巻でした。おもてなし精神が自然と培われている美須賀カラーです。

　2019年頃には，重見総師長から朝霞准看護学校の見学実習がいよいよ実現するという情報があり，「同じ医師会の准看護科なので交流したいですね」と思いを馳せていましたが，私は退職することとなり，朝霞の実習のことは次主任に伝え，陰ながら心待ちにしていました。

ところがコロナ禍に突入，時間だけが流れその主任も 2021 年 3 月退職してしまいました。今看の環境も変化する中，変わることがないのは重見総師長の「よいとわかったら直ぐ実践」の精神でした。

　この年の 12 月に『実践！ て・あーて』が発行されています。8 月に友人がすい臓癌で亡くなり，憔悴していたときに読ませてもらったのがこの本です。抗がん剤治療中の病院で「看護がない。早く家に帰りたい」と言った友人……美須賀病院に入院していたら……彼女のしてほしい看護に出合えていたのではないかと思いました。寄り添う看護は明らかに美須賀病院にあると確信できる冊子です。しっかりと根づいた「て・あーて」は美須賀病院の看護理念そのものとなっているようです。今看の准看生が「て・あーて」を実践して，普段は意識していない「手」の持つ力を学ぶことができたと感想が載せられていました。触れる・癒す・あいだをつなぐ「手」です。触れることの大切さを学べる実習病院だとつくづく思います。

　私は退職後，重見総師長から誘われ，毎月勉強会（あじさい会）に参加させていただいています。さまざまな分野の情報を提供していただいたり，医療，福祉，介護など多職種の皆さんのお話は，この歳になって初めて知ることや，改めてそうなのだと思ったりと刺激的な時間を過ごしています。現在，地元の短期大学介護福祉コースで非常勤講師をしていますから，さまざまな情報は貴重なものとなっています。時おり，今看の状況を聞くと針の筵状態ですが，それも私の足跡だと思うと辛くなったり，「なんでそんなことになっているの？」と驚愕したりとさまざまです。それでも 20 年以上かかわらせていただいた今看ですので前途ある未来がありますようにと願うばかりです。ただ，副校長や主任が変われども美須賀病院と今看の関係性は変わらないと思っていたのですが……。

2023 年 3 月，美須賀病院は准看護科の臨地実習施設から外れました（第一看護学科は継続）。同時に重見総師長の 25 年以上の非常勤講師も終わりました。美須賀病院の看護ケアに県内はもとより，大阪や長崎などから管理職の方や医師やセラピスト等が見学に訪れています。県内の大学や他職種の実習，職場見学など幅広く受け入れている美須賀病院。そして他県の看護学校などからも実習要請がある中，地元の看護学校がそっぽを向いてしまったのです。なぜこのようなことになったのか，私の知る限り，学校サイドの対応があまりにも理不尽極まりないと思います。ただ，私の認識にずれがあるといけませんのでここでは控えます。言えることは，学生の「触れることの大切さ」を学べる実習環境が損なわれてしまったという事実です。

　臨地実習をなぜ外したのかとモヤモヤしていた私をよそに，すでに重見総師長は前に進んでいました。埼玉県の朝霞准看護学校の来訪が本決まりとなったとのことです。私は，医師会を突き動かし，スタッフをまとめ学生に美須賀病院への見学実習を促した副校長にお目にかかりたい気持ちが自然と溢れてきました。すでに看護教育から離れて 4 年余り過ぎていましたが，わくわく感が止まらず，重見総師長に「なんでもよいから協力させてください」とお願いしてしまいました。ただ残念なことは，美須賀病院と今看（准看護科）は切れてしまいましたから当然，交流会は自然消滅となってしまいました。何はともあれ私的には朝霞の見学実習にかかわれることの嬉しさにもやもやも忘れていました。

　「何か準備することないですか？」と聞くと「いつもしていることをするだけだから……」との返事。慌てず騒がずの重見総師長。リーダーとして頼もしい限りです。美須賀スタッフも心強いことと思います。それにしても，美須賀病院のおもてなし精神は生半可ではないこ

とは当日改めて感じることとなりました。

　2023 年 7 月 10 日朝霞准看護学校の 1 日見学実習が始まりました。数日前から線状降水帯や梅雨前線の影響で大雨，当日の朝も雨が降り移動に支障があるのではと思いながらも玄関でお迎え……埼玉からの長旅で疲労困憊・体調崩していないかと心配していましたが，爽やかな笑顔の看護学生が welcome ボードを観て歓喜しながら「おはようございます」と元気パワーを全開です。白衣に着替えた 28 名はしっかりと髪もまとめキリっとして清潔感あふれています。同時にこれから実習に向けての緊張した面持ちで整列。心配になり「疲れていませんか？　大丈夫？」と声をかけると「とても楽しみにしています」と口々に言われました。

　welcome ボードを見ながら心ほぐされたのか足取り軽くオリエンテーション会場へ……私も楽しみながら見学実習にいざ出陣です。因みに今回の私の役割は，4 グループに分かれた学生をスムーズにタイムスケジュール通り移動のサポートと実習風景の撮影です。オリエンテーションでは，田中院長の「スタッフは患者のためならなんでもしていく。普段の看護業務を見てください」，重見総師長の「今日は，楽しく看護チームの一員として臨んでください」という言葉が学生にとっては，嬉しく前向きな気持ちになったようです。いよいよグループに分かれての実習開始です。

　私が最初に学生と移動したのがリハビリ室です。驚いたのがリハビリスタッフの穏やかな表情と口調でした。学生は緊張感もとけ説明にもスーッと引き込まれたように真剣なまなざしで聞き，質問したり観察したり……それに加えて患者さんの学生に対する接し方が優しいのです。きっとリハビリスタッフの穏やかな対応に患者さん自身も同化しているのでしょうか。患者さんから「なんでも聞いてよ。なんでも

言うよ」と明るく言われ学生もしっかりとコミュニケーションとりながらの実習でした。

　その後はタイムスケジュールに合わせての移動。ランダムに私も移動していたのですが，それぞれの普段されている看護ケアについつい学生と同じように釘付けになり，写真をとる手が止まることがしばしばありました。学生たちのそれぞれの眼差しは，生き生きとしていてスタッフから「やってみる？」とうながされると躊躇することなく「お願いします」と手際よく実施。患者さんも気持ちよさそうに学生のフットケアを受けています。実施した学生は「自分自身も気持ちよかった」と感想を言ってくれました。「触れて　癒す　あいだをつなぐ手」を学べた瞬間です。卒業生の看護師が，「今看と違うね」と小声でささやくのです。元教員としてはただうなずくしかなかったのが情けない。

　口腔ケア，爪ケア，リフト移乗，熱布バックケア，入浴介助，食事介助，バイタルサイン測定そしてリハビリなど盛りだくさんの看護ケアを見学そして実施。学生には全く疲れた表情はなく，すべてを吸収しようとしている姿勢にこちらまで熱くなっていきました。

　昼食タイムは小松邸でのアットホームな食事です。学生の「おいしそう！」が響き渡っています。小松邸では日頃から勉強会等を開催していますので大人数の接待には慣れているとはいえ，総勢40人余りのセッティングは大変です。お弁当以外にも汁物・デザートなど食事のおもてなしにも脱帽です。山本万喜雄先生（愛媛大学名誉教授）の心温まる言葉に感動しながら心地よい昼食となりました。雨も止み，真夏の日差しを受け，中庭の草木が鮮やかな緑色を放ちますます食欲が増す環境でした。

昼食後，ほんの少しだけ遠回りをして今治城を車窓から見てもらうと，お城をみて「すごい」，お濠は水路を通って海水が出入りしているから海水魚と淡水魚が共存しているという話をすると車中は歓声です。本当にすぐ反応があり他愛ないおしゃべりも楽しく実習中の顔とまた違った新鮮さが心地よく「お昼からも頑張ってね」とエールを送りました。

　午後からの移動実習では実際にスライディンググローブやシート，ボードを使用しての実習です。午後ですから流石に疲労感マックスかと思ったのですが，昼食でエネルギー充電したのかスタッフのデモンストレーションを見るたびに「すごい」「マジック？」と連発で目を輝かせていました。後日見せていただいた実習記録に「背抜きをしてみたが，患者役から『安楽ではない』といわれ，指導者さんよりアドバイスをもらいその手順で行うと『楽になった』と言われた。私は5年程病院で勤務しており患者さんに対して背抜きを行っていたが，いかに自己流のままに介助を行っていたかと思うと恥ずかしく思えた。そして自己流は恐ろしいと改めて思った」と書かれていました。患者さんに実際に触れることは大切ですが，しっかりとした技術を提供しないと不快になるということを改めて学んだようです。朝霞准看護学校の田中先生が「ノーリフトに関する知識不足を反省する」と言われていましたが，私もそうです。学校教員だけでは限界があります。だからこそ美須賀病院のようにさまざまな看護技術を提供してくれる実習環境が必要なのだと今更ながら思います。

　1日の実習はあっという間に過ぎ，終了後には今治城をバックに記念写真。ぐったりしている学生はいません。晴れ晴れとして皆さん笑顔でまだまだ実習できそうでした。

　交流会ではスタッフも含めて全員の一言スピーチがありました。田

中院長が「美須賀のスタッフが今の美須賀病院をつくっている」といわれました。もうその言葉ひとつがチーム美須賀の絆は強いことを物語っています。

　そして長谷副校長から，受入れが隅々まで配慮されていたことへの感謝と夢が叶ったことへの喜びと，年間行事に見学実習を入れたいと抱負を言われました。こんなにも学生のことを考え，行動する学校スタッフに感激しました。

　学生のスピーチには「美須賀の看護師は皆さん，笑顔でケアをしていた」「ウェルカムボードが歓迎されているのだと実感した」「これからの臨地実習で今日の事を活かしたい」「自分の理想とする看護師さんが美須賀病院にはたくさんいた」，子育てしながらの学生からは「足浴とて・あーてをさせていただいたときに自分自身も癒された。この感覚は，子どもが病気になり，どうしようと思って子どもを抱いたりさすったりすると泣きやんだと同時に自分自身も落ち着き癒されたことを思い出し，改めて看護の原点『触れる』ことの意味を感じた実習だった」と……スタッフからは「学ぼうとしている意欲がすごかった」「にこやかで挨拶が爽やかだった」「寄り添う気持ちを持っている」などなど実習を受け入れたことの達成感に満ちた言葉が続きました。

　新人の看護師さんが美須賀病院に就職した経緯を語ってくれました。「45歳で看護師を目指し4年間学校生活を送る中縁あって美須賀病院に1年前に勤労学生として就職。美須賀に就職する前には市内の病院で働いていたが，周りの協力もありながらも自暴自棄になり自分の価値を見失っていた。そのときに私に手を差し伸べてくれたのが重見総師長である。そして美須賀病院の温かな看護に触れ今がある」と。近くに座っていた学生が「すごい。患者さんだけでなくスタッフ

にも温かいんですね」「これから即戦力として看護していくのが不安だけど，こんな病院で働けるといいな」「もっと話が聞きたい」「進学したいけれど経済的に難しい」などなどいろいろな声が聞こえてきました。実習現場だけでなくそれぞれの思いを聞くことで，今後の自分自身の進むべき道標のひとつとなったように思います。美須賀病院に就職したいという学生には「ぜひ来て‼」と答え，「埼玉にもこんな病院あるのかな？」と聞かれると「もしあれば遠い今治まで来ないのでは？」と即答。

　美須賀スタッフは，それぞれの部署で学生たちに看護の種を渡したと思います。きっと，その種から花を咲かせてくれることでしょう。

　今回の美須賀病院での見学実習は学生もスタッフの方たちも有意義なものだったと思います。日常の患者への看護ケアを看護師が実施し，技術を患者さんの反応を見ながら学生は実践しました。臨地実習といえば，慣れない環境，看護師の指導に緊張，学内実習とのギャップで手も足も出ない状況に陥りかねません。それでも1日のみの実習でしたが，美須賀の看護は学生に感動を与えました。そんな素晴らしい瞬間を共有させていただき感謝しています。

交流会が終了し，6名の学生を国際ホテルへ送る車中でのおしゃべり
　私「実習どうだった？」
　学生（一斉に）「最高‼!」「楽しかった」
　私「先生たち優しい？」
　学生「怖いです。でも親身になってくれる」
　私「ゆっくり寝てね」
　学生「寝れません。レポート書かないと……」

レポートは看護学生の宿命？……頑張って‼のエールに声揃えて「は〜い」。車中は，それはそれは賑やか……でもとっても晴れやかな雰囲気でした。公会堂前の巨大なスクリューのオブジェを見て興奮する学生に「観光できなかったから今度また来てね」というと「また来たいです！」

待ってますよ！

朝霞准看護学校の実習を終えて

田窪　紗希

2023年7月，私には梅雨明けの他にもうひとつ心待ちにしているものがあった。朝霞准看護学校の実習だ。遠い朝霞准看護学校の学生さんたちが実習に来ると聞いたのは数か月前だった。学生時代にろくに勉強などしてこなかった私は無知で，正直に言うと朝霞市がどこにあるのか，頭に「？」が浮かんでいた。まず，朝霞の学生さんを受け入れるにあたって，私は朝霞市について調べることにした。「埼玉県〜？！」とあまりの遠さに目玉が飛び出そうになるのを抑えると同時に大きな声が出ていた。辺鄙な場所にしか住んだことがない私は，そんな便利な場所にいる方々が，こんな離れた愛媛の田舎町に来たいということが信じがたかったが，一方でワクワクもしていた。

重見総師長をはじめ，看護部有志でwelcomeボードをつくろうという話になり，どんな学生たちだろうかとまだ見ぬ朝霞准看護学校の皆さんとの対面を想像し，胸を躍らせながらwelcomeボードづくりに取り掛かった。ひとつは玄関前に，ひとつは更衣室前に置くよう

に，夜勤明けや休みの日に時間を合わせて数名で，コツコツアイデアを出し合ってつくったり，あるいは自宅で夏祭り風の飾りをつくったりした。そして，実習前日有志が集合し，仕上げにスタッフのメッセージを入れて完成！ 私は，この美須賀病院で，て・あーてやノーリフティングを体験することや，抑制廃止に向けた取り組みを通して，看護師として臨床に立ったときに心に残っているような"温かみのある看護"を体験してほしいと思い，「看護師になったときにも心に残る体験をして帰ってください」とメッセージを書いた。

　そして，7月10日朝。いよいよ朝霞准看護学校の方々が来られる当日，ドキドキしながら病棟で待った。私は，若いと言っても前日の長旅の疲れが残っていないか心配していたが，病棟に現れた実習生たちの顔がとても生き生きしているように見えた。一緒に患者さんのて・あーてや，ノーリフティングでのケアを行い，彼女たちの美須賀病院でやっている看護を積極的に学ぼうとしている姿に感銘を受けた。この学生たちがこれから看護師の仲間になると思うと心強いとさえ感じた。

　口下手な私だが，1日だけの実習のために今治まで来てくれたのだから伝えられることは伝えようと一生懸命だった。うまくは喋れていなかったかもしれないけど，ケアの後の患者さんの表情もよく，学生さんたちの反応を見るとどうにか伝わっているようで一安心。

　美須賀病院では，て・あーて，ノーリフティング，熱布バックケア，抑制廃止など，どれも浸透しており，普通のことになっているが，改めて実習生に説明するとなると"自分たちにとっての普通"の中から"他の人たちにとっての特別"を探す作業になる。今回改めて説明する機会を与えてもらったことで，もっといい看護，あたたかい看護ができる看護師になろうと再び胸に誓った。

朝霞准看護学校実習生との交流を通して

鷹松　君枝

　令和 5 年 7 月 10 日（月），朝霞准看護学校実習生の皆さんが美須賀病院に来られました。今回の実習生の受け入れの機会は私にとっては，看護師として働き始め，また，美須賀病院に入職して初めて実習生の皆さんと接する機会であり，私も緊張しながらも楽しい時間を過ごすことができました。私自身が看護学生で美須賀病院へ，緊張と不安いっぱいで実習に来たときのことを，つい先日のことのように思い出しながら当日を迎えることとなりました。

　朝霞准看護学校実習生の皆さんには，当院で行っているケアや，ノーリフティングケアで使用するさまざまな福祉用具を使用する様子を見学，体験していただきました。ケアの説明にも非常に興味を持って頂け，実習生側から質問をされている様子が度々みられ，ケアの実施も意欲的に行っていただけました。

　「熱布バックケア」では，実際に看護師とともに患者さんに実施することで，温タオルの予想以上の熱さに驚かれ，また患者さんが熱傷を起こさないための配慮，実施中の観察と注意点などを学ばれました。

　「て・あーて」では，ケアを行いながら患者さんの状態の観察のポイントと，「て・あーて」を実施しながら患者さんとリラックスした雰囲気でコミュニケーションを行うことで改めて，患者さんの理解と信頼関係構築につながるということ，「て・あーて」は非常に大切な美須賀病院のケアの 1 つということが理解していただけたと思いま

す。

　ノーリフティングケアの福祉用具の1つ，「いざえもんシート」を使用し，患者さんにベッド上で患者さん自身の力を使って移動を促す様子も見学していただきました。ベッドに仰臥位になっている大柄な患者さんの背面に「いざえもんシート」を敷き込み，患者さんに声かけし，ご自身の両足を使ってベッド上部に体を滑らせて移動していただきました。「いざえもんシート」を使用することで，患者さんの自立心への働きかけにつながると考えます。移動する様子を見せてくださった患者さんは，実習生の皆さんと職員に称賛され，照れた笑顔を見せてくださいました。また，患者さんを移動する際の職員の負担軽減と腰痛予防には大きな効果があり，職員にとってはなくてはならないものとなっています。

　今回，私にとって初めて，実習を受け入れる病棟看護師として実習生の皆さんと接するという貴重な機会を得ました。日々実施しているケアや使用している福祉用具についての説明を間違いなく，またわかりやすく行うことのむずかしさを感じ，改めて勉強を積み重ねていくことの大切さを私も学ぶことができました。

　また来年も是非，朝霞准看護学校実習生の皆さんとお会いしたいと思っています。

私の体験したこと

尾田　朱美

　私の辛かった体験から書こうと思う。6年ほど前に右肩の腱板断裂

のため手術を受けたときのことだ。「肩は手術のなかでも術後の痛みがとても強いです。痛み止めをバンバン使いますから」と主治医から説明を受けていた。手術は40〜50分で終わったらしい。麻酔が覚めて病室に帰ってから徐々に痛みが増してきた。痛み止めの点滴が開始されたが、治まらない。「次はどのくらい空けたら使えるの？」「1時間くらいかな。もうすぐ点滴が効いてきますよ」と看護師。1時間後にはソセゴンを筋注してもらい、少し治まってきた。ところが、今度は腰が痛くなりはじめ、だんだんと強くなってきた。

　右肩から上肢は動かないよう体幹にしっかりと固定されていて、足にはフットポンプが装着されていた。動かせるのは手首のあたりに点滴が留置された左腕だけだった。夜勤の看護師がフラットだったベッドを15度ほど上げて腰にバスタオルを入れて対応してくれた。「ありがとうございます。少し楽になりました」とは言ったものの、動けないことが苦痛だった。

　その後も時間ごとで痛み止めが使われ、少しは眠れたように思う。翌朝、主治医と看護師数名の介助で離床し、スリングを装着した。これからリハビリが始まり、右肩の痛みと戦うことになるが、動けるようになったことでほっとしていた。主治医の説明通り痛かった。バンバン使ってくれた薬に助けられた。でも、一番辛かったのは同じ姿勢で動けないことだった。マルチグローブで背抜きができたら、スライディングシートを敷いていたらきっと状況は違っていたはず。持ってこなかったことを後悔した。

　この病院の主治医は、患者の意見を聞いて現場をよくしようと頑張っている医師だった。退院前に「看護師の目で見て入院中に感じたことはないか」と聞かれたので、バスタオルを使ってのベッドへの移乗は不安だし痛かった。術後のポジショニングは辛かったなど感じた

ことを伝えた。自院では「て・あーて」や福祉用具を使ったノーリフティングを実践していると，持ってきていた『めざせマグネットホスピタル―「チーム美須賀」の挑戦』（看護の科学社）を紹介した。医師は表紙を写真に撮っていた。この医師のように知ろうとする姿勢が素晴らしいと思った。どの病院でも「て・あーて」やノーリフトが実践されることを願った。

看護学生の実習

　7月に来た看護学生のノーリフトの実習を担当したときのこと。まずはその人数に圧倒された。1グループ7人でベッドについた。初めにベッドの背上げを体験してもらう。自分で動けないことがどんなふうに不快なのか，どこが苦しいのかを体感し，どうケアをすれば不快を快にできるのかということを知ってもらうためだ。患者役がベッドに横になる。「絶対動かないでね」と伝えて，足側を上げてから頭側をこれ以上は上がらないというところまで上げる。

　「これで食事ができますか？」―― もちろん実際に食事をするためのセッティングで最大まで上げることはないのだが。「できません」と窮屈そうで顔がこわばっている。そこからマルチグローブを使って背中，腰，下肢と順番に圧抜きをしていく。「楽になりました。全然違う」と表情が明るくなる。

　今度はフラットになるまで「動かないで」と下げていく。「今の感じはどう？ 楽？」「なんかつっぱってます」また同じように圧抜きをしていく。「よくなりました」と笑顔になる。

　全員，両方の体験をしてもらう。お互いが「これ苦しい」背抜きをして「どんな感じ？ よくなった？」「うん，楽になった」と問いかけながら取り組んでいた。いま感じたことを覚えていてほしい。

ほかにも，道具を使っていろいろな体験をしてもらった。「これで
いいですか？」「もう一度お願いします」「これやってみたいです」
と，1人ひとりが意志を持ち，真剣に取り組む姿が感じられた。何度
となく看護学生の実習を手伝ったが，こんなに意欲的な学生は初めて
だった。

　私が研修で講師から教わったことを伝えなければとの思いが強く
なった。どうすれば患者が気持ちよくなるのか，不安を感じるのはど
のような場合か，患者に触れる手の部位や触れ方，そして，自分たち
ケアする側の負担を軽減する方法も考えて実践することなど，一生懸
命だった。

　1時間はあっという間に過ぎてしまい，伝えられただろうかとの不
安はあるがとても有意義な時間を体験させてもらった。きっと素敵な
看護師になるに違いない，少しでも役に立てたのならうれしく思う。

　知らなければ知らないまま変わることはない。自分で動くことがで
きない患者さんはケアがなければずっと同じ状態が続く。どこが不快
でどうすれば楽になるのか，動けないことがどんなに苦しいのかを知
ることで対応することができる，ケアが変わると表情が変わる。これ
からも川嶋みどり先生に教わった「て・あーて」を実践しながら，自
分の手で感じたことをケアに活かしていきたいと思う。

美須賀病院の取り組み・朝霞看護学生を迎えて

越智 テル子・越智 恭江

美須賀病院とは

愛媛県今治市，内港近くの海城，日本百名城の1つ今治城があり城を囲む堀には，海水が引き込まれており，小さな鯛や鯵など海の魚の姿が見える。その堀西側に99床をかかえる美須賀病院があり，病室の窓からは今治城を眺めることができ，桜の季節は見事である。

重見総看護師長とスタッフの挑戦

この美須賀病院の看護スタッフがより大きく変わるきっかけとなったのは，重見美代子総看護師長が数年前に川嶋みどり先生へ宛てた一通の手紙から始まったという。川嶋先生のて・あーてに出合い学びそして持ち帰り，「看護とは？ 看護師は患者さんのために何をする？」という問いかけにしっかり向き合う新しい取り組みが始まった。

美須賀病院はなぜ新しい取り組みができたのか？ それは，総師長が柔軟な考えの持ち主であり，患者さんのためにならと賛同し協力するスタッフがそこにいたからだろう。重見総師長の熱意がスタッフのやる気を引き出し，実施・結果・評価を繰り返すことで職場はよりよく成長し続けている。重見総師長がチームワークの要となり患者に向きあうよいスタッフが育っている。

スタッフの患者への思い

　患者さんが，どのようにしたら今よりもよい状態になり，退院につなげることができるか，患者さんとコミュニケーションをとり理解することで，より快適な入院生活を送れるかを常に考えている。て・あーてをすることで患者さんは笑顔になる。熱布バックケアで患者さんの呼吸が楽になる。ノーリフティングで患者さんの負担も少なく，スタッフの腰痛予防にもなる。スライディングシートやスライディングボード，マルチグローブ，リフトなど，患者さんの移動時や介助時，さまざまな場面で多彩な道具を使用している。スライディングシートを使うと患者さんの身体がスルッと滑り，楽に移動ができる。「せーの」や「よいしょ」などと思い切り力を入れたり掛け声を掛けたりすることなく，介助する側もされる側も余計な力を使わない安楽な方法を取り入れている。

　また，自分の身体を思うように動かすことのできない患者さんに対し，リフトを使用した移動は身体を起こしてもらうところから全身リフトに身を任せ，ブランコに座って乗っているような状態で，廊下をゆっくり散歩でき，そのまま足浴もできる。ベッドの上とは違った景色となり，離床することで視野も広がり沢山の情報が脳への刺激となり，寝たきりの人にとって活力を取り戻すことができる。患者さんの身体機能の改善もあると聞き，驚くばかりだ。

院内行事

　医師・スタッフが見守る中で行われる院内行事は，お好み焼きパーティーや餅つき大会，クリスマス会などがある。

　昨年の餅つき大会のとき，脳梗塞後，気管切開をしていてカニューレが入っている70歳過ぎの男性患者さんに小豆粒大のあんこを口か

ら食べる試みをしたところ，ゴックンと飲み込んだ。続いて日本酒も
ほんの少々味わったと聞き，なんとも言えないニンマリした表情が想
像できた。お酒ですよ！ 何年振りに酒を口にしたことでしょう。私
なら「もっとくれーェ！」と催促したことでしょう。長期入院してい
る患者さんにとってこんなに嬉しいことはないだろう。患者さんが嬉
しいならスタッフも嬉しい。この瞬間の笑顔はビデオに収められ，そ
の後，話題にものぼり，喜びが共有できた。後日，重見総師長がビデ
オをご家族さんに見てもらったところ，娘さんはニコニコ笑顔で，お
孫さんは「爺ちゃんらしいわい」と言ったそうだ。重見総師長をはじ
めとするスタッフの患者さんへの思いやりや見守りが伝わり，ほのぼ
のとした温かさを感じる。

朝霞准看護学校の看護実習

　以前，重見総師長より，「数年前出会った他県の看護学校の先生か
ら幾度か美須賀病院での看護実習を希望され，快諾をするもコロナ禍
で希望がかなわなかった」との話を聞いていた。そのとき，「エッ？
地元以外の看護学生が？ なぜ？」と疑問に思ったが，理由はシンプ
ルなものだった。看護学校の教員が「看護師自らの手で行うケアを実
際に看護学生に見せたかった」からだった。この願いは叶うことに
なった。

　令和5年7月，28名の看護学生が埼玉県からやってきた。他に類
を見ない美須賀病院の看護実践に魅力を感じて実習を希望し，修学旅
行を看護実習に変更してやってきた。

　この熱い思いに添えるよう，美須賀病院は玄関と病棟にwelcome
ボードを飾り迎えた。welcomeボードはスタッフが時間外にあれこれ
考えてつくり，夏らしく簾に折り紙でスイカやビールの貼り絵やカラ

フルな輪飾りを飾りつけてあり，「なんでも聞いてくださいね」「一緒に頑張りましょう」とスタッフ1人ひとりからの暖かい歓迎の言葉が添えられていて，遠い所から来た学生に思いが伝わるボードとなっていた。

　元看護師（他院の）の私たちもボランティアとして誘導補助にかかわった。病棟は掃除が行き届き，よい雰囲気の中，午前中の実習が始まった。チームごとにわかれた朝霞の看護学生が，患者さんの足のて・あーてをしてびっくりしていた。高齢の女性の踵とは思えないほどツルツルしている。70，80歳の女性の踵の多くはかさかさでひび割れていたりするものだが，20歳かと思うほど綺麗だった。またあるチームでは，スタッフが朝霞の看護学生に「足浴してみる？」とリフトに乗った脳梗塞後で意思の疎通が困難な患者さんへの足浴の仕方を指導する。看護学生は一生懸命話しかけ，「これでよかったら目をパチパチしてください」とコミュニケーションをとり，それが通じると看護学生やスタッフも笑顔になり，看護学生はもっと意欲的に生き生きと質問しながら楽しそうに実習していた。じっと立って見ているだけの人は誰もおらず，あっという間に実習時間は過ぎ，時間が足りないと思うほど充実していた。

　午後の実習は，3台のベッドと車椅子でスライディングシートとボードを使った実習。シートを使わない患者移動は，数人のスタッフが「よいしょ，こらしょ，どっこいしょ」と掛け声がいるような移動となるが，シートを使えば，スタッフは1人で手品のように患者移動ができ，学生は「今のは，どうやったんですか？」と目をまるくしていた。すぐに覚えようと学生同士がお互いに実践していた。右手と左手の持っていき方を間違うと手がこんがらがって学生は「アレ？できない？」となるが，指導するスタッフはていねいに理由も伝えな

がら学生に手ほどきをするので，しっかり身につけることができていた。何度も挑戦したくてたまらない学生は，「実習が明日もあったらよいのに」とつぶやいていた。

　後日，朝霞の看護学生より重見総師長に届いた手紙には，埼玉に帰り，美須賀病院での学びを実習で実践した際，患者さんからたくさんの得るものがあったという。看護の原点は，手にあるということを目の当たりにすることができたことだろう。また学校側は，来年度も美須賀病院での実習を希望しているとのことであった。実習で喜びを体験し，目標をもった看護師を目指したいと願ったそうである。ここは，将来看護師を希望する人が行ってみたいと思える病院の1つとなるのではないだろうか。

　後日談として，11月，私は友人（他院の看護師）と一緒に美須賀病院に入院中の元上司のお見舞いに行った。病室には3人のスタッフが何か笑顔で話しかけながら処置をしていたため，入り口で待っていると，「終わりましたよ，どうぞ」と声を掛けてくれた。友人が「何でここのスタッフさんは皆あんなに明るいん？ 自分とこの病院の職員とは大きな違いじゃ」と驚いていた。私は「スタッフ皆が患者さんに寄り添う心があるからじゃないかなあ」と返した。

　美須賀病院のスタッフは皆，明るく優しい。その根底には重見総師長が川嶋先生のて・あーてに出会い学びそして持ち帰り，「看護とは？ 看護師は患者さんのために何をする？」を繰り返し続けていることにある。患者さんとかかわる時間をたくさん持ち，それが当たり前の病院となっている。

　美須賀病院の取り組みを外部の私たちが見させてもらって，「私たちができることは何か？」と考え，「知ってもらうこと！」と私たち

なりの答を見つけだし，身近の親戚・友人・知人に話し伝え始めている。

　1人でも多く患者に向き合う看護師さんが増えることを願いながら……！！

重見美代子様

拝啓
　実りの秋を迎え，ますますご健勝のこととお慶び申し上げます。
　心待ちにしていた「オン・ナーシング」が手元に届き，クラスの仲間と拝読させていただきました。美須賀病院で実習させていただいた日のことが，夏の太陽の輝く陽射しや海の匂いと一緒に鮮やかに思い出されました。実習の際は，手厚いご指導と温かいおもてなしを頂き，大変お世話になりました。美須賀病院の皆様の明るい笑顔と笑い声の下，貴重な学びをさせていただくことができました。改めまして，大変ありがとうございました。
　各論実習では，クラスの1人ひとりが美須賀病院で教えていただいたことを実践することに務めて参りました。受け持ち患者様に熱布バックケアや，て・あーてをすることができました。その結果，口数の少ない患者様がお話をなさったり，療養生活での不安な気持ちを話してくださる方もおりました。
　美須賀病院での学びを実習で実践させていただき患者様の回復への意欲を高めることができたり，不安な気持ちに寄り添う看護ができました。実習期間中に，患者様のお看取りに立ち会わせていただいた者もおりました。実習の報告会では皆で涙を流し，看護とは何だろう，

人が生きるということは何であるかとそれぞれが深い学びをした各論実習でした。そして，長谷副校長はじめ，先生方が私たちに伝えたい看護に触れることができたと感じております。看護の原点は手にあるということを，目の当たりにすることができました。

　現在は，来年の2月にある資格試験に向けて勉強の日々です。重見総師長様から教えていただいた「看護師は資格がものをいう仕事である」というお言葉を心に置き，試験勉強に励んで参ります。全員合格を目標にクラス全員で前進していきたいと思います。精一杯頑張ります。

　夜寒のおり，皆様のご健康を心よりお祈り申し上げます。

敬具

2023年11月20日

朝霞准看護学校　56回生一同

第４部　ギフト

4

§9

　連載の最後にリクエストを受けてセンサーマットを外して静かに
なった現状を書きました。リスクや感染予防の名の元に安全に重きを
置くがゆえに患者さんの生活や行動が狭められていることを危惧して
いる一人です。

　感染や事故を防ぐため病院から浴槽がなくなったと聞きます。日本
人の浴文化はどこへ？　先日も風呂上がりの患者さんに補助者が「気
持ちよかったですか？　お風呂好きですか？」と尋ねていました。す
ると患者さんが「おおー，好きぞ，あんたは嫌いか？」と答えていま
した。誤嚥をしたからと口腔ケアが禁止になった病院があるとも聞き
ました。

　「何か書いて」の呼びかけに，出てきた原稿を読んで嬉しくなりま
した。1年間寝かされっぱなしだったパーキンソンの患者さんが，笑
顔を取り戻した報告と，センサーマットを外すとき心配していた主任
が，柔らかい文章で，「あまりよくないよ！　センサーマット」と書い
てくれ，とても興味深く読みました。（重見 美代子）

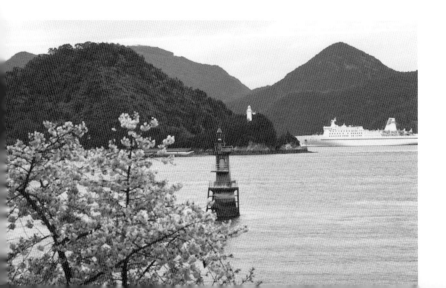

リスク管理とケア

重見　美代子

「心地よい」は危険なの？

　1999 年が医療安全元年と呼ばれるように，患者取り違え，血管に消毒液誤注入などがあって以降，全国的に医療安全が叫ばれ，さまざまな対策が取られてきました。病院から浴槽がなくなった話を聞いた時には驚きましたが，その後も新築・改築の病院から浴槽はなくなる傾向にあると聞きます。同級生が設計した今治市内の新築の 2 つの病院からも浴槽が消えていて，彼に「なぜ？」と聞くと，「感染予防や事故防止のため，院長や看護部長の意見を受けて」とのことでした。浴文化や患者の「心地よい」は考えられないのでしょうか？

　熱布バックケアを推進しようとしても，清拭車もなく，温度設定上，蛇口からは熱いお湯が出ない病院があると聞きます。医療安全の考えから，熱傷を懸念してのことでしょうか？　ここでも「心地よい」は忘れられています。心ある人たちはビニール袋にタオルを入れ，コップ 1 杯のポットのお湯で熱布をつくっているそうです。しかし，学生が臨地実習で「て・あーて」や「熱布バックケア」を計画しても，実施させてもらえないことがあると聞きます。多くの病院は感染予防のため，ディスポの不織布での清拭となっているようです。

過剰なリスク管理がケアを縮小させる

　最近，「誤嚥するので口腔ケアが禁止になった」という話を聞きました。たしかに口腔ケアによって誤嚥性肺炎起炎菌を気管や肺に入れ

込んでしまい，誤嚥性肺炎を誘発させる危険性も指摘されてはいます。しかし，水を使わない口腔ケアの手法も紹介されています。含嗽ができない患者への工夫は必要ですが，口腔ケアを禁止してしまったら，誤嚥性肺炎を防ぐことはできないと思います。口腔ケアによって誤嚥性肺炎を防ぐ米山武義先生の研究は，世界的にも支持されているというのに。「転倒のリスクがあるから歩行させない。誤嚥のリスクがあるから絶食。感染のリスクがあるから面会禁止」……。未だによく耳にします。ここまでくると何を大事にしているのか，リスク管理って何だろう？　と疑問に思います。リスク管理の行き過ぎは，人権侵害になるのではないでしょうか。二昔前，厚生省の研修で，MRSA の患者の病室の入り口のドアを閉める，ディスポの食器を使うなどの必要以上の感染対策は，人権侵害になると教わりました。患者さんは寂しく，悲しいに違いありません。コロナ禍の感染対策も本当に必要なのか，正しいことなのかについても，情報を得ながら委員会で検討しています。

転倒予防にセンサーマット

　当院のヒヤリ・ハット集計では，誤薬より転倒・転落の件数の方が多いのです。リハビリが進んでくると活動性が上がり，一人で動く患者さんがいます。ベッド柵 4 本設置すると乗り越えて転落する患者さんもあり，かえって危険であるため，柵 4 本もやめました。転倒を完全に防ぐとなると，縛るしかないと思います。

　当院では高齢の認知症の患者さんが増え，センサーマットが足りなくてたくさんリースしていた時期がありました。ナースセンターはコールの嵐と化していて，たまたまナースセンターに立ち寄った時，目の前でセンサーマットのコールが鳴りました。スタッフの中でも人

一倍心やさしいと感じていた看護師が，「えー，今度は誰？」と立ち上がるのを目撃しました。彼女の全身からいらだちと疲労感がにじみ出ていました。センサーマットの効果に疑問を持っていた私は，「これは何とかしなければ」との思いを強くしたのです。

　過去のヒヤリ・ハットの集計を見ると，センサーコールがあって訪室すると，立っていたというよりも「マットの上に尻餅をついていた」とか「横になっていた」という報告の方が多くありました。また，スイッチの入れ忘れや，患者さんがマットを避けて歩行し，病室の入り口で転倒していたという報告もありました。

　人員の少ない夜勤帯で同時に鳴ると，どうしようもありません。ある施設で一人の利用者をトイレ介助中に別のセンサーコールがあり，トイレ介助中の利用者さんには立ち上がらないよう伝えて他の部屋を訪室している間に，トイレから歩いて出てきた利用者さんが転倒し，骨折して裁判になった事例がありました。それを読んだ時にも，センサーコールの意味は何だろうと疑問に思いました。センサーマットによって転倒を未然に防ぐことができた患者さんや，トイレ介助のサインに気づいた患者さんもたしかにいましたが，騒音とスタッフ・患者双方のストレスにもなっているという思いが強くなりました。

センサーマット廃止へ

　そこで，2018年ごろ，師長・主任会でセンサーマットを外す提案をしました。師長たちは不安な様子でしたので，使用禁止ではないことを強調しました。一般病棟は，「センサーコールがあると訪室し，行動を制止するので抑制になる」との意見でした。一方，回復期リハビリ病棟は，「センサーコールがあれば，ほぼトイレにお連れするので，抑制ではない」と主張しました。どちらの言い分も理解できまし

た。

　まず，抑制であると考えていた一般病棟が廃止に踏み切りました。一部のスタッフは，新規入院患者さんの様子がわかるまで，夜勤帯では使用したいと申し出があり，禁止ではないのでと使用を勧めました。しかし，そのスタッフも数日で「意味がない」と使わなくなっていきました。

　療養病棟は夜間だけ病室の入り口に設置していたのですが，いつの間にか使用しなくなりました。コール対応する度に「一人で起きたらだめです。立つと危ないです」「転んでけがするので横になりましょう」など，いろいろなスタッフが制止するので「私をここに閉じ込めようとしている。ひどえことするなー。なんで，立ったらいかんのや」と怒り出す患者さんもいました。スタッフに聞くと，「手袋をはめて口腔ケアをしていたり，トイレ介助していたりしても，センサー対応を優先しなければならず，2人夜勤での対応には，どちらもリスクを感じていたし，行ったり来たりの時間も無駄に感じていた」とのことでした。

　患者さんの中には，何度も制止されるので，これを踏むと看護師が飛んでくると感づいたのか，マットを踏まないようにする患者さんが何人もいました。トイレ介助すると言っていた回復期リハビリ病棟でも，いつの間にか使用しなくなっていました。

センサーマットを外して困ったことはない

　センサーマットの設置をやめて1か月後にアンケートをとりました。「1. センサーマットを外したことをどう思いますか？」に対しては，「よい」が10人，「どちらともいえない」が40人，「悪い」が1人でした。

「4. センサーマットを外して転倒が増えたと思いますか？」に対しては，「はい」は 0 人，「どちらでもない」が 26 人，「いいえ」が 23 人でした。無記入もありました。

アンケート　　　　　　　2018 年 3 月　重見

看護職員各位
センサーマットを外して 1 か月が経ちました。アンケートにご協力お願いします。

職種：看護師　看護補助者

1. センサーマットを外したことをどう思いますか？
　　よい　　　どちらともいえない　　　悪い　　　　　　　　）
　　理由（　　　　　　　　　　　　　　　　　　　　　　　　）
2. 問題だと思うこと
　　（　　　　　　　　　　　　　　　　　　　　　　　　　　）
3. よかった（効果があったと感じる）こと
　　（
4. センサーマットを外して転倒が増えたと思いますか？
　　はい　　　どちらでもない　　　いいえ
5. 抑制についての考えを教えてください　　　　　　　　　　）
　　（　　　　　　　　　　　　　　　　　　　　　　　　　　）
6. その他気がかりなこと，疑問に思うことを教えてください。（何でも）
　　（　　　　　　　　　　　　　　　　　　　　　　　　　　）

自由記載には，「問題を感じない」「スイッチを入れたり切ったりの手間がなくなってよかった」「静かになった」「患者のケアの中断が減った」などの意見がありました。

　3か月目には，センサーマットがあった方が安心という意見はありませんでした。

　センサーマットを外してからの転倒件数の増加はありません。転倒しても骨折しないように保護パットや，床にマットレスを敷いたりして対応しました。最近では「ころやわ」（緩衝マット）を使用し，転倒後の骨折も1例の不全骨折のみです。

　第2部‐§7（p.132）で紹介したSさん（頭部外傷・高次脳機能障害）は，リハビリが進み，一人でベッドサイドに立っていたとの申し送りを聞き，ベッドサイドに車椅子を設置するよう指示しました。それまで車椅子を廊下に出していた時は，部屋の入り口に横になっていた，ベッドサイドに座っていた等の報告があり，「一人で歩いて転倒するくらいなら，車椅子を設置したほうが安全だ」と考えたからです。しかし，セラピストは車椅子への移乗時に後方への転倒リスクがあると反対でした。リスクを本人・家族に説明し，転倒することも想定して怪我を最小限にできるように環境設定をした上で，車椅子をベッドサイドに設置するようにしました。「転びながら，転びながら，転ばなくなる」ということを関連論考を寄せてくださっている山本万喜雄先生から学びました。おかげさまで後方への転倒事故は起きていません。それぱかりか，それ以降ADLは拡大し歩行器で歩行できるようにさえなり，現在は独歩の練習中です。

熱布バックケアやノーリフティングケアでも

　熱布バックケアは，当院は清拭車を使用して熱いタオルをつくって

います。過去に保健所の立ち入り指導時，「清拭車は不潔ですよね？」と指摘を受けたことがあります。タオルは熱水洗濯機で洗っていること，清拭車も毎日洗って，乾燥させて清潔を保っていることを伝えました。清拭車が問題ではなく，何をどう管理するかが問題だと思います。

　ノーリフティングケアに使用するスライディングシートやグローブも，感染委員会で待ったがかかり，導入が進まないという病院があります。アルコール消毒も可能ですし，ディスポ製品もありますが，導入は進んでいないようです。本当に感染だけが問題なら，ディスポ製品の導入が進むはずだと思います。コロナ陽性患者さんの日常生活行動の援助やリハビリが感染予防の名の下に省略され，廃用が進んだというケースを耳にします。過剰な感染予防は見直されるべきだと思います。

無駄を省く業務改善

　診療報酬を算定する上で，転倒・転落アセスメント・スコアシートが求められるようになり，日本看護協会の基準を参考に見様見真似で導入しました。その後，厚生支局の立ち入りで，美須賀病院に合ったものを使用するようにと指導を受け，見直しました。スコアの高い患者さんには対策を立てるのですが，その1つにセンサーマットの設置がありました。

　センサーマットは転倒・転落を予防するために使用するものと疑いもしなかった私ですが，なんでもやっているつもりになっていては駄目だと思います。感染対策でもリスク管理でもいわゆるアリバイづくりになっていないか，本当に意味のあることか，スタッフや患者のストレスになっていないか，他に方法はないかなど，時には立ち止まっ

て検討することが必要だと思うのです。

　急性期病院のナースセンターを訪問すると，新しい病院でオープン
カウンターのナースセンターでさえ，声を掛けても上を向いてくれる
職員がほぼいません。みんなパソコンを覗いているのです。スタッフ
が手術を受けるために入院した病院では，リストバンドで本人確認を
するからか，個人情報に配慮してか，看護師が患者の名前を呼ばない
そうです。名前を呼んでくれたのは，外国籍の技能実習生のみだった
と話していました。リストバンドも患者取り違えから積極的に導入さ
れていますが，顔と名前よりはバーコードを確認するのです。当院は
かかりつけの患者さんも多く，導入に至っていませんが，今のとこ
ろ，事故につながるヒヤリ・ハットはありません。

　また，電子カルテもまだ導入していません。スタッフは，廊下や病
室で紙カルテに記録をしています。個人情報が漏洩してしまうのでは
ないかと注意を受けることもありますが，見学に行ったある病院の廊
下にパソコンを置くスペースがあり，そこで入力するようになってい
たので，それを参考にしました。廊下や病室で患者の近くにいると，
どんなしぐさが排尿のサインかがわかるようになったり，経鼻胃管や
点滴ルートを抜く動作もいち早く発見することができたり，寂しがり
屋の患者さんは人の気配がすると落ち着くこともあります。また，面
会に来られたご家族と親しく情報交換もできます。

　看護界には，流行があるように思います。医療安全も一斉に広がり
ましたが，一度立ち止まって振り返り，自分たちの病院や入院患者さ
んの事情に合った医療安全をめざしたいと思います。いつも人員不足
で忙しい看護現場。無駄を省いて患者のために心からやりたい看護実
践ができるように，業務改善を重ねながら，チームで努力を続けたい
と思います。

リスク管理より「ワンケア・ワンギフト」

菅 薫

K氏のこと

2023年6月，K氏はパーキンソン病の末期で入院してきた。彼は，寝たきり状態で仙骨には発赤があり，気管切開，胃瘻造設を受けていた。私はK氏の名前に聞き覚えがあった。以前勤めていたS病院の外科医であり，当時，この町では名の知れた名医だった。

約10年前に奥さんに先立たれてからは，一人暮らしをしていた。第一線からは身を引き，豊かな老後が待っていると思われたが，その後パーキンソン病を患い車椅子の生活となっていた。介護保険を利用し何とか独居を続けていたそうだが，2022年，自宅で倒れているところをヘルパーに発見され，救急搬送された。救急病院では両側肺炎で挿管，レスピレーター装着。そして気管切開を受け，一命を取り留めた。約2か月半その状態が続き，抗パーキンソン病薬を投与したが，改善せず現在の状態となった。急性期病院に1年入院した後，療養目的で美須賀病院へ転院となった。

転院時，K氏は一緒に働いていたころの面影は全くなく，一瞬，「違う人物では？」と思わせるほど印象が変わっていた。恰幅のいい先生だったが，身長161cm，体重35.7kg，BMI13.8と痩せこけていた。急性期病院の栄養管理はどうなっているのだろうと疑問に思いながら，徐々にカロリーを上げていった。長期臥床の影響か，四肢の拘縮が強く，特に上肢の拘縮は強度で，両手とも喉の近くでこぶしを握ったまま固まっていた。少しでも伸ばそうと触れると口を大きく開

けて抵抗し怒った。痛かったに違いない。気管切開のカニューレを抜去されないためか，前医から両手ミトンの抑制がされていた。

抑制外し

　ADL は全介助だったが，ただ 1 つ救いは，スムーズなコミュニケーションは難しいものの，こちらの言うことはすべて理解できているようだったことだ。

　院長までされていた K 氏に抑制なんて忍びなく，必要な状態かどうかをスタッフで話しあった。手がカニューレの固定ベルトに近いが，抜く動作はみられないので，外してみようとの意見で一致した。気管カニューレを抜くと呼吸がしんどくなることを伝え，抑制を外す相談をし，同意を得た。

　入院翌日，抑制を外した。リスクがあればそれを回避するために抑制する。そして拘縮がさらに進む。そうして，徐々に患者は寝たきりにされるのではないだろうか？　療養病棟で勤務していた時，リハビリの単位数が減るので，「ワンケア，ワンギフト」を実践してきた。例としておむつ交換の際に股関節を動かす。更衣の時に肩関節を動かす。体位変換の時に大腿四頭筋を伸ばす，アキレス腱を伸ばす等，小さなことであってもこれらを行うことで，抑制をするのに比べて患者さんの状態はよくなったと思う。リスク管理はどうあるべきか？　患者さんにとって何が幸せかを考えたい。

生きる希望を

　自由に動けない体になって，ただベッドに横たわるだけの日々。ふと立ち止まり K 氏の気持ちを考える。現役で働いていた頃，数え切れない程の患者を助けてきたのに徐々に衰える自分の体をどう受け止

め，どう闘ってきたのだろうと思うと，心が痛んだ。

　さて，このK氏をどこからケアしていこうかと考えた。まずは，免疫を上げるために「熱布バックケア」と「て・あーて」を毎日行った。また，訪室の度に言葉かけを行い，反応を観察した。はじめは無表情なことが多かったが，そのうち「わかったら目をパチパチしてください」と言うと反応が見られることもあった。気管切開をしており，痰が多く，頻回に吸引しなければならない状態だったが，ベッドに閉じ込めるのではなく，様子をみてリクライニング車いすに移乗し，廊下で過ごす時間を持った。

　入院後1か月も経たないうちに効果が表れた。拘縮の強かった両上肢は柔らかくなり，ゆっくり伸ばしても苦痛表情なくお腹のあたりまで伸ばせるようになった。「Kさん，私，以前同じ病院で働いていたのです」と伝えると目をぎょっと見開いてじっと見てきた。「以前，○○と呼ばれていましたよね？」というと目をパチパチさせて笑ってくれたりもした。「私の言っていることが合っていたら，指で○を作ってくださいね」と言い，質問をしているとベッドから少し手を持ち上げて，親指と人差し指で○をつくって意思表示してくれた。

　口パクではあるけれど一生懸命しゃべる仕草も見られるようになった。もう少し痰が減ればスピーチカニューレに変更でき，コミュニケーションがとれるのではないかと期待している。K氏に「スピーチカニューレに換えてみましょうか？」と尋ねると，「まだ早い」と口パクで話した。1年以上病院から出たことがないので，お天気のよい日には中庭へ散歩に行こうと，スタッフのほうが楽しみにしている。

看護する喜び

　小さな変化ではあるが，少しずつ目に見えて反応が上がってくるの

は，私たちにとってとてもうれしいことだ。患者さんにかかわること，触れることで効果は確実に出る。今まで何人もの患者さんに「て・あーて」を行ってきたが，こんなに早く反応が見られると「て・あーて」の実践は確信と喜びに変わり次々つながっていく。その積み重ねで定着してきたように思う。

　別の病院で看護師をしている友人に，当院で取り組んでいる「て・あーて」や「熱布バックケア」の話をすると，そんな時間はないとか，皆にできないことは不公平になるからできないと言われる。変な平等意識に唖然とする。目の前の患者さんに，看護師としてできることを，これからもがんばりたいと思う。

あんまりよくないよ！ センサーマット

岡田　誠次

　最初に正直に言ってしまうと，これから書くことは，数値化できるデータではありません。「○○さんのケースでは」という具体的なお話でもありません。いつの，誰のことだったかは忘れてしまったけれど，私が経験する中で考えた「センサーマットを使わないことを肯定する自分」の今の時点での独白のようなものです。

　当院で使われていたセンサーマットは，ベッドから患者さんが動こうとして，床に足が着地した時に作動するもので，多いときには6人分使っていました。リハビリ期の高齢者が6人いたら，センサーが沈黙を守っていることなどないのは想像できることと思います。そして，センサーマットが鳴って，慌てて駆け付けた時，本当に転倒に

つながりそうな場面ではないという経験も，皆さんお持ちなのではないでしょうか？

　またそれとは真逆で，センサーが鳴った時には，マットの上にすでに転んでしまっているなんてことも……。転ぶ前ならともかく，転んだ後に知らせてもらってもありがたみは薄いですよね。

　このように，センサーマットが期待通りの用件で，期待通りのタイミングで作動する確率はものすごく低いのだと思っています。けれども，センサーが鳴ったら，その度に緊張感をもって対応を迫られる……。結果，必要以上に疲れてしまったり，いらだってしまったりでは，何をやっているのかわからない。

　何年か前に，センサーマットを廃止にすると総師長が言ったとき，私は漠然と「ずっとやっていたのに大丈夫かな？」と思いました。今になって思うと，その「ずっとやっていたのに」が足枷になって，私たちは自縄自縛に陥っていたのだと思います。

　患者さんはどうなりたくてリハビリにくるのでしょう？　少なくとも，「転ばないようにするために動かない」が達成すべき一番の目標ではないはずです。「また転ぶかもしれないけど，自分の力で動けるようになりたい」と，患者さんはがんばっているのだ……。こう思える今，私は自分を縛っていた縄から少し解き放たれていると感じています。

　増える忙しさと，得られる効果が見合うと思えないこと。リハビリの場面では，治療の目的に反する方向に進みかねないこと。まだ他にも言葉にしきれない部分はありますが，「センサーマットは使わないほうがいいよ」という理由を挙げてみました。

子どものいのち最優先

山本 万喜雄

青い空は青いままで

　小森香子さんの詩「青い空は」が歌われていた50年前，私は都立高校（定時制）の教師として働いていました。そのころ，「公害国会」といわれた環境破壊の日本列島で，働きながら学ぶ私たちの学校の生徒たちの健康問題は，労働災害・職業病問題でした。業務に起因するけがをしても，個人の不注意論ですます生徒たちの健康認識にどう働きかけ，どう変えるか。その模索のプロセスで読んだのが，武谷三男編『安全性の考え方』（岩波新書，1967）でした。川上武氏（医師）の「ささいな事故を軽視するところでは，本当に事故原因を究明していこうとする姿勢はうまれない」という指摘や，武谷三男氏（物理学者）の「基本的人権を守ることにこそ，公共の福祉があるのだ。それこそが，『安全の哲学』の根本である」という安全性の考え方には強く触発されました。

いのち輝く安全な学校環境を

　1988年8月，愛媛県内の高校でバスケットボール部の1年生が部活動中，「熱中症」でかけがえのないいのちが奪われました。すべての子どもはひとしく安全に教育を受ける権利をもつというのに，なぜ学校災害が多発するのか。教育界では従来から学校災害については，事故の偶然性が強調されたり，その原因を被災した子どもの不注意な

行動や危険な行為に求める傾向が強く，環境因子や教師の指導のあり方を含めた客観的・総合的な検討が十分になされているとは言い難い。しかもそのほとんどが非公開です。

愛する娘を亡くした阿部ヒロ子さん（今治市在住）は，高校側に事故の真相を明らかにしてほしいとお願いしながらも学校側には誠実な態度が見られませんでした。またこのような悲しい事故は二度と繰り返してほしくないという思いから，苦悩の末，両親は裁判を起こしました。学校設置者のスポーツ指導のあり方を問うこの裁判は，原告側の訴えが認められて終結。本件の経過は，阿部ヒロ子著『シャボン玉は消えない』（あすなろ社，1997）に詳しく記されています。

こうした経験に学んだ私は，愛媛大学教育学部附属養護学校の校長として子どもの輝くいのちが見える学校づくりをめざしました。例えば，「ヒヤリ，ハット」という潜在危険に遭遇したら公開して情報を共有し，また体育館の窓枠サッシを取り換えたりしました。

いのちに直結するナースコール

「リスクとケア」といえば，医療事故につながりかねない事例について述べましょう。ある患者が24時間の点滴中，夜中に目が覚めた時に点滴液がなくなっていることに気づき，ナースコールを押したそうです。しかし，労働条件が厳しい病棟であったのか，ナースはすぐにはやってきません。看護師資格のあるこの患者は身の危険を感じ，自ら管を抜きました。翌朝「夜中の点滴は辞めてほしい」と主任にお願いしたところ，「空気が20ccくらい入っても大丈夫！」と驚きの言葉が返ってきたといいます。それで回診のとき主治医に同じことを要求したら，「わかりました」と了解してくれたそうです。二昔前の事例とはいえ，リスクマネージメントや看護労働条件の改善の必要性を考えさせられました。

チームのデザイン

渡辺 高志

永遠の課題…

　私は，リハビリテーション業務に従事する理学療法士です。リハビリテーションとは，障害をもった人が新たにその人らしい人生を築いていくプロセスであり，そのための援助はリハビリテーションチームによっておこなわれます。医療従事者1人では何もできません。多職種がチームを組んで，きめ細やかな援助が行えるように努めます。しかし，当然のことながらチームの構成スタッフは十人十色，性格も考え方も違ってきます。そこにチームならではの難しさも発生します。

　チームには目標があり，それは必ず共有されますが，それを実現するための手段は多様です。スタッフ各々が「目標達成のためにはこうするべきだ」と主張する場面によく遭遇します。「目標達成のためだから！」という前提がついている以上，それらの主張を否定をすることはできません。しかし，現実に実行に移すことができるものは限られてきます。そのため次に起きることは，それぞれが強いプライドを持って（責任感の強さの表れです）その優先性を主張することです。それ自体は問題ではなく，十分な議論が行われて結論に至るのであれば，むしろ推奨されることだと思います。しかし，直面する課題が答えのないものであった場合などは，うまくコミュニケーションが図れないまま，それぞれの主張が平行線をたどり，結局，何も行われなかったり，逆に短絡的な結論に至ったりという事態が起こりえます。

「良好なコミュニケーションの構築」は，チームをデザインするために必要な鍵の1つと言えます。当たり前すぎる理屈ですが，このテーマは永遠の課題であり，難題だと私は常日頃感じています。答えはないのだから自然の流れに任せるしかないのではないかと，しっかり考えようとしてこなかったところがありますが，「チームをデザインする鍵となるコミュニケーションには何が必要か？」という問題について，ヒントをさぐる試みくらいはしてみようと思い至りました。なお，ここで言うコミュニケーションとは，その仕事を通じて職員同士が影響を与えたり，与えられたりする関係が成り立っている状態，と考えることにします。必ず相手がいることなので，「私は相手に正しく理解されているだろうか」「私は相手の感情を害していないだろうか」，または「仕事によい影響を与える関係を築いていきたい」などと，私たちは思いを巡らせることになります。

責任ある行動をしろと言われるよりも…

　チームには目的があり，私たちスタッフはその目的に向けて自ら責任ある行動を取っているかが問われます。もちろん完璧な行動を求められているわけではなく，その努力をしているかが重要で，自らが大切なことだと感じているのならば，それに適った行動を自らの意思でやっていこうという声掛けです。努力をすることは当然ですが，ずっと続けるためには多くのエネルギーを必要とするため困難が伴います。正直疲れ果てて，どこかで続かなくなるのが実情です。

　そんなとき，模範となる人が目の前に（または心の中に）いてくれれば，また自分も頑張ろうという気持ちが湧いてきます。そのような自分のお手本となり，自分を後押ししてくれる存在を「ロールモデル」と言います。ロールモデルは，将来望むべき成長を自分が果たし

たときの姿を連想させてくれるような存在だと私は考えています。ロールモデルがある人の心の中には，そうなりたいという希望の芽と，それを育てていこうとする意志がすでにあるので，それを刺激する機会さえ得られればずっと楽に努力ができるかもしれません。

　さて，コミュニケーションの相手に対して漠然と好ましい印象を感じるときはないでしょうか。自分とは性格も考え方も違う人，あるいはそのときまでほとんど交流がなかった人に対してさえも感じることがあるように思います。そういうときに私は，相手を面白そうな人だなと感じているのと同時に，将来面白い人になりそうだなと想像もしているように思います。その人に感じる可能性とか，成長の余白みたいなものがその人の魅力ということであれば，そこに影響を与えているものの1つに，その人の中にあるロールモデルが挙げられると私は思っています。つまり，その人の魅力の中にはその人が持つロールモデルの気配が含まれているように感じられるのです。

　そのような人とのコミュニケーションは自ずと素直な気持ち（決して従順ではありません）でいられることが多いように思います。もしも相手も同様に自分に対してそのような感情を抱いてもらえるなら，コミュニケーションは良好となり，それが信頼を生み，さらには将来のお互いの成長につながる可能性さえ出てくるのではないかと思います。

　このような関係性がチームの中にほんの僅かでも育まれるとしたら，とても大きな力になると思います。良好なコミュニケーションのきっかけとして，心の中のロールモデルが与える影響は大きいのではないかと考えます。ちなみに，1人でロールモデルをいくつ持とうが数に制限はありません。また，マイヒーローとは違うと思います。マイヒーローは憧れです。常に自分の外にあって，羨望の眼差しで見つ

める存在だと考えます。空を飛べたらと思っている人が，高く舞い上がる鳥を見つめていても，将来自分は鳥になれるはずだとは考えていないでしょう。

病院のトイレはなぜいつもきれいなのか？

　私が職場環境で素晴らしいと思っていることに，トイレがいつもきれいだということが挙げられます。なぜトイレがきれいなのか。それは清掃員が雇用されていて常に清掃が行き届いているからです。掃除なんて誰でもできるのではと思うかもしれませんが，きちんとやり続けることはそう簡単ではないと断言します。私のデスクの上やパソコン周りがそれを証明しています。片づけは雑務ではないと理解しているだけではできないのです。次に，なぜトイレを使用するときにその清掃業務に出くわすことがほぼないのか。これも答えは明らかで，私たちが利用する時間帯を避けて行われているからです。

　もうずいぶん昔の出来事ですが，今でもはっきりと覚えていることがあります。私は習慣的に，ほぼ毎日一番にリハビリ室に出勤しています。当然電気はついていませんからリハビリ室はいつも薄暗い状態です。当時，そんな薄暗がりの中で職員のAさんとは，時おりあいさつを交わしていました。Aさんは清掃員で，毎日リハビリ室のトイレ掃除を早朝に行っていて，それが終わった頃が私の出勤時間と重なるので入れ替わりで帰られていました。

　ある日の朝，初めて私はAさんに呼び止められました。なんだろうと思っているとAさんは，「今日で退職です。お世話になりました」と仰ってお辞儀をされました。私は突然の出来事に驚き，「こちらこそ大変お世話になりました」と，気の利かない短い言葉を返すことしかできませんでした。Aさんは，いつものように薄暗がりの中を静か

に帰って行かれました。

　病院のトイレをいつもきれいにしておくことは当たり前なのでしょう。でもいつもそうなっているのは，その当たり前を我が事の仕事としてずっときちんとやってきた人がいるからです。他の多くの人がその存在に気づくことすらないとしても，そんなことは気にも留めず粛々と自分の仕事をやり遂げる，そんな心の持ち様の人たちがいるからです。この経験を通じて私は，何の仕事をしているかではなく，どんな心持ちで仕事をしているかを見ることが，自分のロールモデルを発見することにつながるということを学んだように思います。

チームの中の第3のスタッフ…

　コミュニケーションの相手から，直感でその人の魅力とロールモデルの気配を感じることができると，私はコミュニケーションがずっと楽に感じられます。さらに，お互いがそう感じることができれば信頼関係を築いたり，お互いの成長につながったりするかもしれないということは先に述べました。目的を持って人が集まればそこにチームが生まれます。しかし，ただ集まるだけではうまく機能しません。そこに良好なコミュニケーションが必要となります。チームがうまく機能したときというのは，スタッフみんなが心に抱くロールモデル（多くの影響を与えてくれた人たちの心の持ち様）が，チームの中の隙間を埋めて助けてくれていたのではないかと考えたくなります。目には見えなくてもその存在は，チームの中の第3のスタッフのように思えてきます。

　『君たちはどう生きるか』（吉野源三郎著，岩波文庫）の主人公であるコペル君が発見した「網目の法則」を思い出します。叔父さんに宛てた手紙にコペル君はこう書いています。「みんな，見たこともあっ

たこともない大勢の人と，知らないうちに，網のようにつながっているのだと思います。」（p.87）

チームをデザインする鍵となるコミュニケーションには何が必要か？

　コミュニケーションでは，相手と会話が行われていますが，それと並行して自分自身との会話も行っていると思います。自分は今こう考えている，と無意識に確認作業をしていたりします。しかしその際，今の自分だけが考えようとして，自分の心の中にある希望の芽の存在を忘れてしまっているときがあります。考えているつもりが思考硬直に陥っていることに自分自身が気づいていないことを，私はよく経験します。つまり，今はまだ小さい自分の器の中だけで，その器では受け止めきれない問題に対してぐるぐると考えを巡らし，辿り着く答えがいつも同じなのでそれが正しいはずだと誤って確信してしまうといった事態です。

　そんなときは，ひとまず今の自分が考えることを放棄して，ほんの少し成長しているかもしれない未来の自分ならどう考えるだろうかと託してみるのもいいのかもしれません。みんなコミュニケーションを大切にしようと努力をしています。しかしその努力が，お互いが向かい合ってその場足踏みをしているようなものになっていたとしたら，何万回行ってもだれも前進することはできません。いったん立ち止まることで生まれる時間をつかって視点をずらしてみれば，共感のイメージが湧いてくるかもしれません。答えのない問題に直面し，どのようなコミュニケーションがよいのかわからなくなったときに，「とりあえず，そこらあたりをいっしょにぶらぶらすることから始めませんか」と，提案してみるのはどうでしょうか。

ノーリフティングケアの導入について

井上 剣正

　当院では，1994年に病棟を改築した際，天井走行式リフトを4機設置しました。ただ，当時は当該リフト操作に熟達した者もおらず，使用に際してもスリングが入院患者さんに合わない，また時間がかかるとのことで次第に使用されないようになっていきました。

　その後，職員の高齢化がすすみ，重度介助の患者さんが多い療養病棟の職員が身体の不調を訴えるようになってきました。特に腰痛を訴える職員が多かったです。そんなとき，「職場における腰痛予防指針」が改定され，医療現場における腰痛対策が必要となりました。前述の職員の訴え等もあり，これを機に看護部門，リハビリテーション部門が腰痛対策に取り組むこととしました。まず看護部門でアンケートをとったところ7割の職員が腰痛を訴えていました。また，そのうちの90％以上の職員が業務由来と思われるものでした。

　その際，腰痛予防に加え患者さんのケア，リハビリテーションの観点から候補になったのがノーリフティングケアの導入です。

　現在では，リフトやシート，ボード等も購入し，徐々に充実してきております。

　さまざまなものを導入する中で，身体が不自由な患者さんが臥位ではなく，坐位での入浴を希望されることが多いことに気づきました。ただ高額であり，導入には時間がかかりましたが，患者さんの希望に応えるべく浴室用のリフトを導入いたしました。

　器具は消耗が早いものも多く，また海外製で高額のものが多いた

め，買い替え等金銭的な負担は大きなものがありますが，患者さんへのケアの向上，職員の QOL 向上および長く働いてもらうための投資だと思っております。

　その甲斐もありまして，現在ではさまざまなところから病院へ見学に来られるようになりました。見学された方々がノーリフティングを広め，患者さん，職員の方の負担軽減に資することを祈っております。

　今後も新しいことを学び，成果を患者さん，職員に還元していけるよう励んでいきたいです。

ノーリフティングケアを導入して変化したケア

村上 康浩

　私は，中学・高校と運動部に所属し体力には自信があり，看護学生時代に習ったボディメカニクスについても得意なほうでした。

　しかし，歳を重ねるうちに体力の衰えを感じ，身体の節々が痛くなることや，夜勤明けの倦怠感を強く感じるようになっていました。そんな中，当院では 2013 年秋に，看護職員の腰痛予防対策として，ノーリフティングケアが導入されることとなり，窪田静先生（愛媛県立医療技術大学准教授）を当院へ招いてのコアリーダー研修が始まりました。

　ノーリフティングケア研修では，今まで行っていた自分自身や患者さんの身体の動かし方が根本的に違いました。これまでの経験が足枷

となり，最初は戸惑い，うまく身体を使えず力任せにごまかすことがあり，頭で理解することと身体の動きが連動しないことに苛立ちを感じることが多かったです。

ポジショニンググローブやスライディングシートを使用しての研修が始まり，基本的な使用方法を学ぶにつれて，頭での理解と身体の動かし方が腑に落ち，工夫をすることで多くのことができることに自分の好奇心が高まるのを感じました。全体研修後，コアリーダーが中心となり現場指導を行い，翌年2月より用具をそろえ，本格的導入に至りました。

スタッフたちも，自分たちと同様にこれまでとの違いに戸惑いながらも，自分と患者さんに与えていた苦痛を体験し，実感することでいかに今までの技術が不確かなものであったのか，患者さんに苦痛を与えていたのか，虐待になりかねないことを理解し，新しい介助方法が浸透していきました。

その後，福祉用具の多様性に対し，窪田先生に現場に参入していただき，当院に必要な福祉用具が多く導入され，個々の安全な使用方法を学んでいきました。用具が増えることと，使用するスタッフが増えることにより相乗効果が生まれ，次々に患者さんそれぞれに福祉用具の使用について，ミニカンファレンスが行われるようになりました。

すると当然のように，日々の業務に追われ，仕事終了時には疲労感だけが残っていた状況から脱し，患者背景や今後の対策等に自然と視線が向き，観察力や情報収集に変化が生まれました。同じ頃導入した「て・あーて」を実施するため，ベッドサイドに20分くらい座って患者さんと話す場面が増えたこともあり，情報量は増えました。患者さんの治療の補助だけでなく，看護・介護に何ができるのかを見直すゆとりが生まれ，自分たちが考えたことが結果として返ってきて，感

謝されることや患者さんの笑顔が増えました。そして，今までの達成感とは質の違うものを感じるようになっていました。

　ノーリフティングケアの導入，福祉用具の増加によって，変化した体験談をさまざまな所で発表し，他施設や看護学生に伝達講習を行い，その都度，新鮮な反応を見ることで自分の初心を思い出す。そんな日常を繰り返していました。

　当院には，看護部に教育委員会があり，外部講師に依頼して自施設での研修が行われていたのですが，2017年，突然，川嶋みどり先生が講演にきてくださるとの情報が飛び込んできました。総師長がスタッフとともに聞きたいと計画してくれました。そして，講演を聞き，看護について考え，「て・あーて」について学びました。「浮腫がある患者さん，肺炎・胸水がある患者さんに，終末期で安楽な入院生活が送れる」と看護計画を立案したときに，医療でなく看護にできることは何だろうと迷うことがありました。しかし，川嶋先生の講演は，看護師の手を使うケアを迷うことなくやってみようと思わせるものでした。

　そのご縁で，東京で開催される「て・あーて塾」に参加しないかと勧められましたが，まだ，子どもたちが小さかったので，総師長が行くことになりました。後に熱布バックケアを習いに総師長と2人で「て・あーて塾」に参加しました。寒い日でしたが，熱布バックケアを施行された後，しばらくホテルに帰ってからも身体がポカポカだったことを覚えています。

　スタッフ皆で，て・あーて（両上肢・下肢のオイルマッサージ）や熱布バックケアを看護計画にあげ，取り組みました。そして，実施することで患者さんの表情や言葉から癒される感情はノーリフティングケアとは，また違ったもので，スタッフにとって「て・あーて」「熱

布バックケア」の導入はすぐに受け入れられました。

　この変化の流れを振り返ったときに，もし，日々の業務に追われ疲弊した状態のままで「て・あーて」を導入していたら，不満爆発で，こんなにもスムーズな変化は起こらなかったと思います。

　腰痛予防対策と患者さんの睡眠の質に関して考え，採用されていたおむつが変更され，夜勤明けでの疲労感の一部軽減になり，その後にノーリフティングケアが導入されたことで，一段とスタッフの体力と心に，ゆとりが生まれたことが大きな変革の成功にあると思います。

　2019年，コロナ禍によって，多くのことが変化しました。徐々に平時に戻りつつあり，昨年，当院では埼玉県の朝霞准看護学校の実習を受け入れ，て・あーてや熱布バックケアに加え，ノーリフティングケアの指導をしました。熊本での日本看護技術学会にも参加し，交流集会で移乗のデモンストレーションの手伝いをさせていただき，来場された看護学生の新鮮な反応は，モニター越しでは十分に伝わらない技術だと実感しました。

　今後も，他施設や看護学生とのかかわりで伝えていけるように励みたいと思います。

家でも「て・あーて」

大仁田　雅子

　私は，子育てをしながら看護学校へ通いました。私の通う学校は，病院に勤務しながら学校で学んでいる学生が多くいました。学校での実技テスト練習では，病院に勤務している友人たちは勤務先で血圧測

定などの実技テストの練習を行っているようでしたが，私は，放課後残って限られた時間内に練習するしかありませんでした。そこで足りない分，血圧計や包帯等を購入し，自宅で夫や子どもたちに患者役になってもらい練習をしました。

　美須賀病院に就職して，て・あーてに出合ったとき，実際に生の感想を聞きたいとオリーブオイルを購入し，家族に順番に行いました。自分は体験できなかったのですが，て・あーて塾 in 愛媛が今治で開催されたときに参加し，川嶋先生に触れていただいたときの温もりは忘れられません。また，わが家には足浴バケツやマルチグローブもあります。叔母の見舞いに持参して，足浴やて・あーてをしています。

　ある日，隣に住む義母が右下肢を骨折しました。下駄ばき骨折と言われる部位のようでした。病院を受診し，シャーレ固定，松葉杖での帰宅。用心深く，心配性の義母は，安静にするよう医師から言われたと患部の安静ではなく床上安静を宣言。義父が毎日楽しみで行っている畑作業に加え，毎日の食事の用意・片付け，洗濯，掃除等の家事をすることになりました。

　最初は，義母宅の向こう隣に住む柔道整復士である夫の従姉妹が，毎日の包帯の巻替えを行ってくれていました。ある日，包帯がゆるみ，従姉妹が仕事ですぐに対応ができないと私に依頼が来ました。義母の足は踵部に乾燥が見られ，保湿剤を下肢全体に塗布し，そのまま軽く触れてみました。乾燥を気にしていた義母は喜んでくれ，また足に触れたことがとても心地良かったようで，以前，て・あーての話をしたこともあり，「美須賀病院ではこんなことするんやねー」と笑顔を見せました。

　それから，毎日私のところに依頼が来るようになりました。途中，従姉妹に頼んだ日も結局，私のところに「やり直してほしい」と依頼

があり，毎回保湿剤を塗布し，優しく下肢に触れることが続きました。

　義母は相変わらず用心深く，心配性のため床上安静をずっと続けており，私たち夫婦が，廃用症候群を心配して動くように言っても，持病の狭心症もあり，トイレとシャワー以外はベッドから動きませんでした。そんなとき，いつもの足に保湿剤を塗り，触れながら日光浴を勧めてみました。骨折にもよいし，気分転換にもなるよと言ってみましたが，「いやいや，危ないよ」と相手にされませんでした。

　しかし翌日，訪ねると日光浴をしてみたと報告がありました。直接話すより，触れながら話す方が義母にはうまく伝わったようです。

　義母はいつも子どもたちが小さい頃，テレビを見ている2人の孫たちの足を交互にマッサージしてくれていたそうです。子どもたちは今でもよく覚えていると話します。今は，シャーレも外れ，装具を着用し片松葉杖で全荷重となりました。子どもたちに触れて癒しをくださった分，今回は私がお返ししたいと思っています。

　ノーリフティングを導入したときや，新しい道具が増えるたびに，スタッフ間で体験し，使用方法のアイデアなどお互いに実施し合い，実際に感じることでケアへの工夫を行ったり自信を持って取り組むことができています。患者体験は大事だと思います。

　私は，看護師として患者さんへのケアを行ってきた経験はまだまだ少ないですが，少しでも多くの患者さんに安楽なケアや看護を提供したいと考えています。新しい取り組みや方法を学び，練習し，患者さんに喜んでもらえるよう，毎日のすべての出会いを大切にしながら，これからも頑張っていきたいと思っています。

笑顔あふれる病院の一員として

安藤 結子

　2023年7月，16年ぶりに美須賀病院に戻ってきました。結婚を機に退職して再び戻ってきたので，周りには離婚したのではと思われましたが，理解ある夫のおかげで今も妻であり，わが家では夫が単身赴任扱いになっています（笑）。なぜ戻ってきたのかというと，私は美須賀病院で看護師の幕を閉じたかったのです。美須賀病院で始まり，美須賀病院で定年を迎えたいのです。

　私の母の最期は，美須賀病院でした。22歳の私は，全てにおいて無知でした。母が亡くなったとき，当時の院長である晃先生に優しく接してもらい，母に聴かせてあげてと童謡のカセットテープをお借りしたこともありました。重見師長にも暖かい言葉をかけてもらいました。

　初めて話すのですが，愛媛大学で診察していただいた若い先生が，母のお通夜に自宅まで来てくれました。なぜ母の死がわかったのか，なぜ自宅がわかったのかは不明です。当時，バタバタしていた私は，先生とゆっくり話すこともできず，お礼をきちんと言えたのかも定かではありませんが，今では立派なお医者さんになっていることと思います。母が若いということも関係するのか，周りの方たちにもとても優しく接してもらいました。ありがとうございました。

　母の死をきっかけに，私は医師になり，若いがん患者さんを助けてあげたいと思いましたが，頭が全く足りないことにすぐに気がつき，諦めて看護師を目指しました。医師の夢は来世に叶えたいと思います

（笑）。

　無事に看護師となって，母が最期を迎えた美須賀病院にお世話になりました。当時は，定年退職までお世話になるつもりでしたが，縁あって結婚することになり，重見師長に「人生において1度は経験した方がいいですよね」と意味不明な言葉とともに退職願を出し，受理してもらいました。でも，当時の事務長には「本当は辞めたくないんです」と本音をもらしたことも，昨日のことのように覚えています。

　外に出て別の場所で看護師として働くことで，美須賀病院のよさを再認識することもできました。戻った今も，居心地のよさを感じます。当初，戻るときに少しだけ不安はありました。でも，スタッフみんながあたたかく迎えてくれ，楽しく仕事ができていることに感謝する日々です。

　仕事は何をしても大変ですが，人間関係が良好だと大抵のことはクリアになると思っています。日々，明るく笑顔で元気でいることを心がけています。インドネシアからの若い介護スタッフからは，学ぶことが多くて，一緒に仕事ができることが楽しいです。仕事もていねいで，いつも笑顔で，嫌な顔を見せることもなく，一生懸命仕事をしています。彼女たちを見ていると，頭が下がります。

　学びの多い日々が楽しく，奇跡のような毎日に感謝をしています。患者さんもそのご家族もスタッフも，みんなが笑顔になれる美須賀病院になればいいなと思っています。医療はチームです。笑顔になれる「チーム美須賀」の一員として，微力ながら盛り上げていけたらいいなと思っています。

俳句に挑戦

日本死の臨床研究会に参加して

越智 テル子

　2023 年 11 月 25 日（土）・26 日（日）の両日，松山の愛媛県県民文化会館で第 44 回日本死の臨床研究会年次大会があり，参加しました。その中で素敵な出会いがありました。

　2 日目，今治市出身の画家・智内兄助氏とその息子さんの智内威雄氏の共演がありました。2 人は威雄さんのお母さんのことを映像とともに思い出話をされました。

　威雄さんは，ピアニストで大きな賞をいくつも取っておられましたが，神経の病気で右手でピアノが弾けなくなりました。左手だけでピアノを弾くのです。目をつむって聴いていると，左手だけで弾いているとはとても思えない。両手で弾いているようで強くて優しい，澄んだその音は場内の隅々まではっきり届き，もっと長く聞いていたいと思いました。

　その演奏を舞台の真ん前で聞いている方が，美須賀病院の本『実践！　て・あーて』を購入された人でした。思わず，声を掛けていました。今治在住の方で息子さんが生後間もなく脳梗塞を患い，現在中学生になった彼も左手だけでピアノを弾かれるそうです。彼女は，今治の病院の名前を見て嬉しくなって購入されたとのことでした。偶然にも美須賀病院の隣の小学校を卒業されたとのことでしたが，今まで出会うことがありませんでした。彼女は，本がご縁で息子さんの手の拘縮のリハビリの相談に美須賀病院を訪ねたそうです。縁の不思議を感じました。

また，愛媛県出身の夏井いつきさんの講演もありました。夏井さん独特な言葉で，元気があり明るく，飾らない話し方に親しみを感じました。俳句は庶民が豊かに幸せに生きていくためのもの。句歴や職業，社会的地位も関係ない。忖度することなく平等性があり，ゲームとして成り立つ。好きなペンネーム（俳号）を持つことにより，自分を生き生きと語り，こうありたかった自分を表現できるとお話されました。

　俳句とて・あーては，似ているところがあります。

・句歴や職業，社会的地位のある人，ない人，大人も子どももみな平等である。

・特別な機器は要らない。

・俳句もて・あーてもいつでも，どこででも。

・いろいろな場面で自分の思いを伝えることができる。

・俳句も，て・あーても死ぬ間際まで傍にいてくれる。

　私は，今まで興味もなかったし，俳句は難しいと思っていましたが，今回夏井さんに出会えたことをきっかけに俳句の種12音日記から始めてみようと思って取り組んでいます。

　研究会からの帰りの車中で重見総師長さんより「今や看護師は，患者の傍ではなくナースステーションで記録することが中心になっているんだって」と聞きました。いやいや看護師は患者の傍に居るもんじゃろ。患者の傍にいて会話しながら観察し，患者の訴えを聴き，辛いところにそっと手を当てたり，さすったり。患者の傍にいなくてどうするん？　と思いました。

　翌日，重見総師長さんよりLINEで川嶋みどり先生の【触れることの看護】の文章が送られてきました。その中に美須賀病院のて・あーてへの取り組みが紹介されていて，患者の傍にいることの大切さが書かれていました。

また，2023年の夏，美須賀病院で実習をした朝霞准看護学校の看護学生さんから重見総師長への手紙の一部を見せていただきました。そこには「美須賀病院で実習したことを，受け持ち患者さんに実践した結果，患者さんの不安な気持ちを聞き出すことができた，回復への意欲を高めることに繋がった。看護とは何か，人が生きるということは何か考えさせられた。看護の原点は手にあるということを目の当たりにした」と書かれていました。

　私は，相手を思う手は，握ったり，さすったり，身体を支えたりすることができる。手はちょうどよい温度で，ぷにょぷにょで柔らかくふっくらしていて，中心に骨があるのでしっかりしている。手を当てるだけで，お互いの心に届くものがあると思います。

　埼玉県から実習に来るからと，手伝いを頼まれました。打ち合わせもそこそこに元気な看護学生に圧倒されそうになりながら，カメラ片手に学生さんの後ろから実習場面を覗いていて驚いたことは，どの患者さんも踵が綺麗なことでした。交流会の席でそれを伝えると美須賀病院の田中院長が，自分たちには当たり前のことをそう言ってもらって嬉しいと話されました。今，多くの病院で当たり前のケアがいかにされていないか，だからこそ美須賀病院のケアが注目されて，遠く埼玉県から実習に来られるのだと思います。

　美須賀病院での朝霞准看護学校の実習時を思い出して，私の17音。

病む人の　踵ツルツル　美須賀の手

病む人の　踵二十歳か　美須賀の手

　季語なし。美須賀に季語は要らないのです。年中だから。

美須賀病院と重見さんと私

三上 文子

　私が美須賀病院へ初めて伺ったのは 2018 年 11 月 3 日でした。会うたびに，美須賀病院へ行ってみたい！ と話していた，松江，大津の仲間とともに大人の修学旅行で，しまなみ海道を通り，今治へ。

　て・あーてとノーリフティングケアで看護職，介護職，リハビリ部門，多職種がひとつになった「チーム美須賀」は，マグネットホスピタルとして地域から選ばれる病院，働く人からも選ばれる病院になり，看護師や介護職が定着したことは訪問する前から伺っていて，どんな病院なんだろうと，期待いっぱいでした。病院へ到着すると，重見さんはもちろん，病院スタッフのみなさんが快く迎えてくださいました。

　初めて病棟へ行ったときに，感じたことの１つは臭いがない，ということでした。美須賀病院は決して新しい建物ではありませんが，さまざまな臭いの混じった（ある意味ではケアワーカーの人ならば嗅ぎ慣れている）臭いがない。そして，病棟を離れるまでに１度もナースコールは鳴りませんでした。これは本当に驚いて，どうしてだろうとずっと病棟を見学させてもらいながら考えました。

　臭いがないのは，ノーリフティングケアで寝たきりにさせないからだと気がつきました。スライディングシートはもちろん，さまざまな福祉用具を使ってスタッフのみなさんは，排泄したいと意思表示ができる患者さんに，自身にも患者さんにも負担なく移乗や介助を実践さ

れていました。排泄の介助というのは，人間の尊厳を守ること，どんなに知識や経験を積もうとそこを疎かにしてはいけないことだというのを，臨床の1年目に学びました。ですが，実際には患者さん中心ではなく，働く私たちの効率が優先され，患者さんにも自分にも優しくない，移乗を繰り返して疲弊する。尊敬する川嶋みどり先生が以前，講演で「寝たきりの患者さんの尊厳を守ることが看護」だと言われました。美須賀病院ではその言葉が実践されていました。ベッドサイドにポータブルトイレはなく，廊下をスタッフと一緒に移動されている患者さんの様子は明るくて，とてもステキな光景でした。

　ナースコールが鳴らないひとつの要因は，スタッフのみなさんが患者さんの傍にいるから，鳴らす必要がないんだろうなぁと感じました。後からお聞きして驚いたのですが，ナースコールと連動している（踏むとナースコールが鳴る仕組みの）センサーマットを撤去して，使っていないとのことでした。私が病棟勤務の頃にも，果たしてこれが本当に転倒予防策となるのかと思いながら使用していたセンサーマット。昼も夜も本当によく鳴っていて，鳴っていても看護師が少ない夜勤には対応できないことも多々ありました。美須賀病院でも同じような状況にあったのを，重見さんが撤去すると決められたとのことでした。「センサーマットの使用を止めても転倒する患者さんは増えていないんよ」と言われていました。

　訪問した際に，看護師の方へ直接質問させてもらう機会がありました。「て・あーてをいつやるのですか？　午前の検温後とかですか？」とお聞きすると困ったような（質問に対して）不思議そうな表情をしながら「いつって言うか……そのとき，そのときで」と答えられた様子を見て，なんて愚問をしたのだろうかと恥ずかしくなりました。て・あーてをいつするのかルーティン化することではく，必要なとき

に必要な患者さんへて・あーてを実践されているから，変なこと聞かれていると思われたのだと。いかに自分の都合や業務の効率化を優先しているか……そうならないよう気をつけていたつもりでしたが，ケアでなく業務をしていた自分に気がつきました。

　それから，数えきれないほど何かあれば美須賀病院を訪問し，そのたびにスタッフの皆さん，先生にも本当に快く迎えてもらっています。あるときはインドネシアからの研修生の歓迎会にも参加させてもらいました。美味しい料理と，語らいで心が癒され，元気をもらって。ステキな「チーム美須賀」の一員になりたい！　と毎回思うのですが，美須賀病院の患者さんだけがよいケアを受けられるのではなく，少しでもよいケアを受けられる患者さんが増えるよう，自分の居場所でがんばろうと思い直していました。

　COVID-19が流行り，医療現場では心身ともにギリギリで働く日々。コロナ禍で人との繋がりから癒しや力をもらえなくなった私はいろんなことが重なって動けなくなり，ベッドから起き上がることすらできなくなりました。そこから歩き出すきっかけをくれたのも，重見さんと美須賀病院でした。動き出し始めた私が，パンデミックの沖縄で見て感じたことを，真っ先に話したいと思った人は重見さんでした。重見さんは話を聞きながら，その話を人に伝えて，ともに学ぶ場を私に与えてくれました。

　臨床に戻れるのか不安だったときも，美須賀病院でて・あーてをさせてもらいました。患者さんの頑なな様子が徐々にほぐれて，心を開いてくれたように感じて嬉しく思えたこと。その頑なさの理由を，その頑なさの辛さや苦しさを傍らにいて，その大切な想いを知り，その人が病を持ちながら，生きる営みを生活を看立てる看護をしたいと思え，今に至ります。

学会への参加で広島に来られていた重見さんと，ホテルのラウンジ
で初めてお会いしたあの日から始まった美須賀病院と私。心許せる人
たちとの繋がりは増えて，看護への思いを語り合うだけではなく，か
けがえのないずっと続いてほしいものとなりました。

夫のケアから感じたこと

森　智子

　夫がくも膜下出血で手術を繰り返し，これがいよいよ最後の手術だ
と，東京の病院でチーム医療の最善を尽くしたという手術が行われ，
幸運なことに成功したにもかかわらず，10日あまり経って容態が急
変。医師からは，自分たちはベストを尽くし，もうこれ以上の方法が
思い当たらないので，この後のことについては妻である私の意見を聞
かせてほしいと言われる。再度手術をするのか，もうこのまま手術は
せずに成り行きに任せるのかのほぼ二択だった。私は途方に暮れた。
夫の意識ももうろうとしており，実家のある愛媛から父と妹が会いに
来てくれた。まるで最後の別れのようだった。

　そんな大変な折だったが，私は歯茎が膿んで，痛みがひどく，夫が
入院している大病院の近所の小さな歯科医院で，歯を治療していた。
徒歩で通う道すがら，これからのことを考えていた。ふと気づけば，
町には師走の寒さと慌ただしさが感じ取れた。先生はこのままだと，
年は越せないと言われた。夫が倒れてから2年近く，がむしゃらに
頑張ってきたけれど，いよいよ覚悟を決めなければならないときがき
たのか。そんな重大なときなのに，夫の前歯が1部欠けていること

が気になった。もし万が一のことがあったらどうしよう。夫の実母にそんな息子の情けない姿を見せたくないなぁとぼんやりと考えながら、歯科医院に着いた。

そこの歯科医師は、私が遠く愛媛からわざわざ東京まで来ていることで、事情を尋ねてくれて、いつも夫の様子を気にかけてくださっていた。その日、歯科医師に、その抜けている歯のことを話した。すると「もしも万が一何かあったら、僕の携帯にかけておいで。すぐに歯の1本くらい入れてあげるから」と言ってくださった。私はホッとした。何としてでも治してみせると思い続けてきて、まだまだその気持ちはあせてないのと同時に、万が一のときに愛媛にどう連れて帰ればいいのかを考えている自分がいた。自分で自分の中に、そんな冷静な部分が残されていることに驚く。

歯科医師は私に尋ねた。「口の中のケアはどんなことをしているのかな？」と。そういえば、特に看護師さんたちから口腔ケアはなされてなかった。歯磨きもできなくなっていたし、食事は絶食になっていたし、うがいもできないし……。地元の脳外科に入院中は、リハビリの先生が、口の中を拭きにきてくれたりしていたが、特別何かのケアはなかった。付き添っている私が、喉が渇いていそうなときに、少し口を湿す程度だった。歯科医は、口腔内のマッサージスポンジをくれ「これでときどき歯茎をマッサージしたり、口蓋垂（のどちんこ）をスポンジに冷たい水をつけて刺激してあげるといい」と教えてくださった。

早速私は、その日から夜も昼もなく教えてもらったマッサージをした。すると1週間くらい経った頃だっただろうか、夜中の2時頃にケアしていると、夫の頭の一部分がぷくっと膨らむのである。少し押さえてみると頭蓋骨の外側がぷよぷよとしている。私は驚いた。血が

たまっているのだろうか，それとも膿がたまっているのだろうか。朝になったら，先生に伝えなければと思っていた。が，朝になったら膨らみがへこんでしまって，何事もなかったかのようになってしまう。私は口頭で伝えた。実際に膨らんでいるところを，先生に夜中に診に来てほしいと言ったが，聞き入れてもらえなかった。次の日の夜も夜中になると膨らんできた。しかし朝になるとまた膨らみがなくなるのだった。私は思い切って，ちょうど先生が回診する8時半頃に合わせて，夫の体を膨らむ方を向かせて寝かせた。少し圧をかけたら膨らんでくれるかもしれないと思ったからだ。すると，思い通り，夜中に膨らむくらいに，膨らんだ。先生に実際のそれを見せると，先生は驚かれ，注射器を使って膨らんでいるところへ針を刺した。するとどうだろう，80ccくらい血のような膿のような液体が吸引された。

　そのことによって，膨らみがほとんどなくなった。半日経った頃だったか，1日経った頃だったか，夫はぼんやりと目を開けた。私からの呼びかけにも応えることができず，座ることすらできずに，寝ているだけだった夫が，先生の助けでベッドに座ることができた。ビックリである。頭というのは，こんなにもデリケートで，不思議なのかと驚いた。味をしめた私は，再度同じことをしてみた。1回目ほどは膨らまなかったが，2回目も少し注射器に血のような膿のような液体が採れた。

　それから夫はみるみると回復した。私のことも妻だとわかるようになった。声も少し出始めた。その間も口腔内のケアをし続けた。それに加えて，年末年始に帰省しなかった若いインターンの先生が，正月三が日にもかかわらず熱心にリハビリをしてくださった。そして，夫は何度目かの奇跡に恵まれた。

　私はそれから美須賀病院を通じて「て・あーて」の大切さを知っ

た。また口腔ケアや爪のケア等々細かなケアの大切さと素晴らしさを知った。いろいろと知るたびに，自分の経験と重なっていき，つながっていった。そして，確信をもった。私のような素人の経験は何も立証するようなデータなどはないけれど，それでもこの不思議な力のすごさをいつも感じるのである。

　小さなケアにも真剣に向き合うと，その人のからだの声が聞こえてくる。辛がっていたり，喜んでいたり……。その小さなケアの積み重ねが，奇跡を連れてくる。心は見えないけれど，心のこもったケアは，ほんとうに不思議な安らぎを生み，看護する側，される側をつないでくれるのだ。「て・あーて」の素晴らしさ，ケアの大切さ。もっともっとたくさんの人に発信し，実践してほしいと私は心から願っている。

「美須賀病院」をこの目で見たい！
美須賀病院見学報告

中尾　理惠子

なぜ，「美須賀病院」を訪問したのか？

　『オン・ナーシング』が創刊されて以来，連載「美須賀病院の実践」の中に「て・あーて」の実践報告があり，毎回，心温まる看護がなされていることが伝わってきます。

　私は臨床現場を離れ3年になり，現在，長崎県看護協会の理事を仰せつかっております。慣れない理事会で疲れ帰ったとき，ふと『オ

ン・ナーシング』第 3 号 1) に掲載された美須賀病院の看護実践を読み，とても癒されました。私はこんな看護をいつも求めていたのです。

　すぐさまネットで美須賀病院・看護部のサイトを検索し，アクセスしたところ，重見美代子総看護師長の「看護の方針」と「ご挨拶」を拝見し，凄いと思いました。次に看護部の皆さんがまとめられた『実践！　て・あーて――美須賀病院看護事例集』2) を手に入れて読みました。そうするうちに「重見さんと話がしたい」と思い，思わず電話を掛けて，掲載された看護についての感想をお伝えしました。すると後日，重見さんから著書『「チーム美須賀」の挑戦　めざせマグネットホスピタル』3) が届きました。2 冊を読み，「こんなに病院全体が一丸となって取り組んでいる施設は少ない」と感嘆しました。重見さんはもとより，先々代の美須賀病院理事長・小松晃先生，先代理事長・小松紀子先生，脳外科の藤堂浩興先生など医師の「看護に対する考え方」と，リハビリ科も一緒になってノーリフティングケアに基づき福祉用具が導入されていることに深い感銘を受けました。これについても『オン・ナーシング』第 3 号 4) に取り上げられており，美須賀病院で導入されているノーリフティングケアの知識が私には全くなかったので，早速，「ノーリフトコーディネーター養成プログラム：ベーシックコース」を受講しました。

　重見さんと何度か電話で話すうちに，「美須賀病院看護」をこの目で見てみたいという思いが強くなり，病院の見学をお願いしたところ，うれしいことに，ご諒解くださいました。

　私が訪れたのは台風と線状降水帯が心配された 2023 年 6 月 2 日のことでした。

病棟見学の実際

　6月2日早朝，私は長崎を出発し，5回乗り換え7時間かけてやっと愛媛県に到着。重見さんは高速バスの停留所まで迎えに来てくださり，一緒に病院に入りました。そこは懐かしい病院という印象でした。病棟で出迎えてくださった村上康浩看護師長さんから病棟の説明を受け，見学がはじまりました。

　①美須賀病院では「電子カルテ」が導入されていません。「カーデックス」が使用されています。医師が記載するカルテはカルテ棚に並んでいました。医師からの指示受けは「カーデックス」でなされていました。その「カーデックス」は廊下の長机にも置かれていて，そこでも指示受けができました。またそこで看護記録も記載できました。

　②「転倒防止の機器は使用していません。誰かがいつも病室に行き来していますから」とのこと。確かに見学していたとき，ナースコールは鳴りませんでした。いつも誰かが病室や廊下に，家族や職員同士が話しかけやすい雰囲気で看護職が行き交っていました。

　③「熱布バックケア」が2人の看護師によって患者さんの背中に実施されるのを見学しました。背中に熱布タオルが重ねられビニールとバスタオルで覆って10分ほど蒸し風呂状態でした。患者さんは気持ちよさそうにされていました。

　④リフトを使った「足浴」は，看護師2人で患者さんへの声掛けもゆっくりで実施されました。患者さんは安心した表情で身を任せておられ，リフトで廊下を静かに移動されました。「大丈夫ですか？」と私は患者さんに声をかけましたが，穏やかな表情で「は〜い」と返事をされました。リラックスされ，宙に浮いた下肢をぶらぶら動かしていました。その後の足浴にも患者さんは満足げでした。

⑤患者移動動作の際には，福祉用具「スライディングシート」「ターンテーブル」が活用されていました。ベッドからずり下がった患者さんを上へ移動させるのには「スライディングシート」を用いて，滑るように「楽に」上方移動されていました。次にベッドから「ターンテーブル」に移動され，その後は「トイレ」へ移動のようでした。介助中に「せーの」などの掛け声は聞かれません。とてもスムーズでした。

　⑥職員同士，「○○さん，『て・あーて』行きまーす」と周囲に声をかけられて，両下肢浮腫が強度の患者さんに，オイルを使用してゆっくり末端から中央に向かって膝下まで柔らかに，流れるように「撫でる」の繰り返しが行われていました。10分程度のケアで浮腫が軽減される様子を見ました。

　「て・あーて」を実施される看護師さんの表情は柔らかく，周囲が柔らかな雰囲気で包まれていました。もちろん，患者さんも「気持ちがよい」とおっしゃっていました。

　当日は，小松紀子先生ともお話させていただきました。私は遠慮なく，看護に対する思いや医療の問題点などについて，日頃感じている思いをたくさん話させてもらいました。それは，小松先生が何でも聴く耳を持っておられるからだと思いました。小松先生は初めてお会いしたのに，何でも話したくなるオーラをお持ちの先生でした。このような先生，そう多くはないのではないでしょうか。小松先生との会話は共感できる部分が多く，楽しいひと時でした。止まらない私の話にずいぶん時間を割いていただき恐縮でした。

　藤堂先生からもお話を伺うことができました。藤堂先生もとても気さくな方で「医師が薬を処方したり，手術をしても，その他が整わな

いと患者さんは治っていかない」とおっしゃっていました。また「排
痰困難な患者さんは，腹臥位の方が，痰が喀出しやすいのは自然の有
様でしょう」とも。先生方は，「うちで一番偉いのは，病院全体を一
番よく把握している重見総看護師長さんですよ」と言われて，思わず
私まで嬉しくなりました。

見学して私が驚いたこと！

1番目の驚きは「この病院には電子カルテの導入はない」

　多くの病院が「効率性」と「医療安全」の名のもとに，リストバン
ドなどと連動した電子カルテを導入していますが，ここにはそれがあ
りません。私は前病院看護部長のとき，患者さんにリストバンドを装
着してもらうのは商品扱いするかのようで人権の視点から気になった
のですが，病院の方針や世の流れで導入に賛同しました。電子カルテ
は，一画面で多職種の情報が共有でき，それぞれの記載記録が読みや
すいなどのメリットはありますが，臨床現場では電子カルテのトラブ
ルが少なくなく，IT機器操作は複雑でした。一度トラブルを起こす
と他への支障も出ていました。

　美須賀病院を見て，果たして「効率性」が医療安全に多大な効果を
発揮しているか疑問に思うようになりました。

　「医療におけるIT化」はますます伸展してくるでしょう。安全性
における更なる「検証」は必至です。「患者誤認防止」においては，
人間の五感（手，眼など）の重要性を欠して忘れないことを深く認識
しておくべきと考えます。

2番目の驚きは「転倒転落防止のグッズが全くないこと」

　私は前病院看護部長の時に，病院患者の高齢化に伴い，転倒骨折が

増加していたので，病院長から何とか対策を取ってほしいと「医療安全対策委員長」を任せられました。職員一丸となって，①「転倒転落防止対策」の書籍を読むことから始め，②転倒スコアシートの見直し，③多職種での院内ラウンド，④転倒転落防止のグッズの導入（電動ベッド低床ギャッチベッド：患者さんが起き上がったらナースコールが鳴る）の導入数増加，⑤立ち上がりバー等，各部署での転倒・転落防止対策，⑥職員合同の研修会の強化：医師も必ず参加，⑦ヒヤリハット事例から報告するシステムなどさまざま取り組み，その結果，少しずつ転倒転落は減少し，4, 5年間全く骨折がないところまで改善しました。

　しかし，患者さんの身体拘束は時々実施されていたので「患者さんの人権」が気になってきました。当時，「身体拘束をしないことで，むしろ看護ケアの質が上がった」[5]と報告された書籍に出会いました。自施設の小規模病院で同じことができないはずはないと考え「医療安全対策委員会」でこの書籍を紹介し「身体拘束を極力減らして看護の質アップ」を呼びかけました。

　「自分だったら，自分の家族を四肢抑制する？」と看護師に考えてもらいました。「安全のために患者訪問を増やしてもらい，ニードの先取り（観察し読み取る）」を重ねて看護部に実行してもらいました。こうした取り組みによって病院から「体幹ベルト」や「車椅子と患者を固定するベルト」「ミトン」「つなぎ服」はほとんど消えました。厚生局監査員から「転倒転落による骨折数の低減対策」にお褒めをいただき，私は大きな改善ができたと自負していましたが，今までどこかモヤモヤするものを感じていました。

　今回，美須賀病院看護ケアを見て，内山孝子氏が述べる「先回りに身体拘束……」[6]，「多くの場合，身体拘束は患者安全のためではなく，

ケアする看護師の安全のために行われているように思えます」[6]とい
う一文にあらためて強く共感しました。前病院での患者訪問が「日常
生活行動の支援」のための看護ケアではなく，多くが「危なくない
か？」という「監視」になっていたからです。今，「電動低床ギャッ
チベッドの台数を増加したこと」に対して猛反省しています。そして
一度取り入れたIT機器を含めたシステムはなかなか覆し難いと考え
ています。

　新システム導入時は，誰のための安全かを十二分に吟味しなければ
ならないと思います。美須賀病院の看護を拝見し，「その個々人に応
じた良質な看護の提供は医療安全に通じる」と考えなおしました。川
嶋みどり氏が述べるように，医療安全の名のもとに「システマティッ
クな医療の機械化は……人間疎外をもたらしている」[7]と私も深く感
じます。

3番目の驚きは，福祉用具の多さ

　福祉用具の活用は，看護職の腰痛対策にもつながります。看護職が
働きやすくなければ「よい看護」はできません。前病院は「スライ
ディングシート」さえありませんでしたので，人手を集めて「せー
の」の掛け声で患者さんの移動を行っていました。今回の訪問の一環
として，ノーリフティング研修を受講したところ，福祉施設の方が福
祉用具の導入が進んでいることを知りました。病院にも，もっと導入
が必要だと感じました。

4番目の驚きは「熱布バックケア」と「て・あーて」，ケアの効果

　「熱布バックケア」とはいわば蒸し風呂状態のことだと思います。
このやり方も病院・施設で入浴できない方にもっと導入したいと思い

ました。母の介護中も，熱い蒸しタオルを背中に広げしばらく置くと「あぁ，気持ちいい〜」ととても喜んでいました。「蒸しタオル清拭」は病気になったとき，家族中で気持ちのよさを体験しています。川嶋みどり氏が広められた「熱布バックケア」を，私は内山孝子氏が紹介される手順に従って [5]，その技術を習得したいと思っています。

　私の周辺病院では，今，身体清拭に用いているものは「厚めのディスポ不織布のおしぼり」とも聞きます。看護師はタオルの方が保温性は高いと感じていますが感染問題がネックと聞きました。一方で看護学校の基礎教育では，変わらず「清拭」は「ベースン」と「タオル」を用いた技術を教えているようです。『オン・ナーシング』第4号の床屋さんのグラビアや川嶋みどり氏の記事 [8] を参考にし，感染防止対策を踏まえたうえで，臨床現場においても「タオルによる清拭」や「熱布バックケア」という看護の基本である「患者の安楽」をもっと重要視していけないものかと思います。今後，私の周辺の看護部長や看護学校とも協議していきたいと考えます。

　「て・あーて」において，私は前病院では患者さんに「アロマオイルを使用しての軽擦」を実施していました。末梢循環不全で，足の指がチアノーゼを呈しておられる方は，若干チアノーゼが軽減しました。また何と言っても「気持ちがよい」と言われたことを覚えています。心地よさは副交感神経を優位にし，患者さんの安らぎ（安心，安楽な看護）となり闘病意欲につながると思います。

　「て・あーて」の実践は「安楽へのケア」にとどまらず，浮腫の軽減やたとえわずかであってもチアノーゼが軽減するなど，これは「看護治療学」に値するものだと考えます。こうした実例の集積と研究が今後の課題と考えます。

　一言，「て・あーて」を実施された看護師さんの手技が柔らかく美

しく見ていて心地よかったのです。プロの技は「美しい！」と深く感じたことでした。

気がついたこと

　美須賀病院には，患者さんが「安楽，安心，安全」な看護ケア：本当の看護実践がありました。また，「治療ともいえる看護ケア」がありました。

　看護師の手と目，五感を使った「個々に応じた日常生活行動の支援」こそが，患者を圧迫しているものの除去になると私は考えます。このような「本当の看護」をもっともっと地域社会に広げることの重要性を感じました。このことによって，看護の専門性，独自性，看護の付加価値が上がると思います。

　美須賀病院には各職種の専門性を認め合う風土があるので「て・あーて」「ノーリフト」なども実施しやすく，定着でき，アットホームな病院になっていると強く思いました。看護職は「看護に専念できる」，多職種も自分たちの専門に専念できる，そして患者さんのために協力し合えるのでしょう。

　職員の面会の方々との触れ合いからも，地域密着型の病院が形成されていると感じました。病院全体が「あたたかな雰囲気」を醸し出されているのが感じられました。美須賀病院は看護職はじめ多職種もそれぞれがやりがいをもって働ける病院です。そこで働いておられる看護師さんたちは幸せ者です。

＊

　私は，看護師に一番必要なことは，患者さんを観て「感じること」「寄り添うこと」だと思います。看護ケアの始まりは「感じること」だと確信しています。レイチェル・カーソンは「『知る』ことは『感

じる』ことの半分も重要ではない」[9]と記しています。初めてこの言葉に出会ったときから，私は看護師における「感性」を重視し，後輩看護師や看護学生にもそのことを伝えてきました。

　悪天候な中の美須賀病院の訪問でしたが，とても充実し，晴れやかな気持ちになり，長崎に帰宅しました。帰宅後もこのように看護についてさまざま看護を考え直す機会となったことは，「語ったり，書いたりすることで，仲間に看護の広がりと深さを与えられる」[10]に類することと，自己の看護の証を紡ぐにことに繋がると考えられそうです。

　皆さんとの出会いに感謝いたします。本当にありがとうございました。

おわりに

　『看護の危機』[11]，『看護の危機と未来』[6]，『看護の証を紡ぐ』[12]，『本当の看護へ』[5]を読み終え，今，看護界が医療技術に傾倒し過ぎ，看護の危機だからこそ，皆さんと看護を共有したいし，看護専攻科で非常勤講師を担当する私は，看護学生に美須賀病院看護：「本当の看護」：「手を使った看護」を伝えていきたいと思います。

　また，看護協会県央支部長であり施設代表者との会議の機会もあり，美須賀病院看護：看護の専門性は「日常生活支援行動の援助」であることを伝えるチャンスがあります。そして今後，「熱布バックケア」技術をしっかり手に入れ，家族看護やボランティアとして実践できるチャンスに変えられないかと思っています。

[引用・参考文献]
1)　重見美代子他：オン・ナーシング・プラクティス；美須賀病院の実践，オン・ナーシング，vol.3，p.49-56，看護の科学新社，2022.

2）美須賀病院看護部：実践！て・あーて，創風社出版，2021.

3）重見美代子・窪田静，美須賀病院看護部：「チーム美須賀」の挑戦 めざせマグネットホスピタル，看護の科学社，2017.

4）保田淳子：ボイス・オブ・ナース；人とテクノロジー，オン・ナーシング，vol.3，p.15-17，看護の科学新社，2022.

5）小藤幹恵：急性期病院で実現した身体拘束のない看護―金沢大学附属病院で続く挑戦，日本看護協会出版会。2018.

6）内山孝子：本当の看護へ，p.109-11，看護の科学新社，2023.

7）川嶋みどり：看護の危機と未来，p.39-40，ライフサポート社，2009.

8）川嶋みどり：看護時鐘；気持ちのよいケアを阻む現代病院環境，オン・ナーシング，vol. 4，p.6-7，看護の科学新社，2023.

9）レイチェル・カーソン，上遠恵子訳：センス・オブ・ワンダー，p.24，新潮社.

10）陣田泰子・本舘教子・津田泰伸：鼎談／看護の証をどう紡ぎ，共有するか（前編），オン・ナーシング，vol.6，p.16，看護の科学新社，2023.

11）リンダ・エイケン，パトリシア・ベナー，スザンヌ・ゴードン他：看護の危機 人間を守る戦略，ライフサポート社，2008.

12）陣田泰子：看護の証を紡ぐ，看護の科学新社，2023.

何でも屋の町医者として

小松 次郎

　この度，『オン・ナーシング』に投稿されていた内容を単行本化するということでお声がかかり，さあ，では何か書いてみようと筆をとる？　キーボードを打つことにしてみました。さて，何を書こうかということで，美須賀病院に赴任してからのことを少し振り返ってみようと思います。

　平成 19 年の夏に赴任しました。で，このタイミングでなかなか取れていなかった産業医を取るために単身福岡に約 1 週間，朝から夕方まで講義を聞き，最後試験を受けて産業医を取得して，この後から美須賀病院の業務が始まりました。

　今まで愛媛大学医学部附属病院，宇和島市立宇和島病院，愛媛県立今治病院と教育機関と救急病院という総合病院，急性期病院で仕事をしてまいりました。心臓カテーテルの検査治療を中心に，学会活動などさまざまな経験をさせていただいてきましたが，美須賀病院に赴任してからは患者さん，家族との距離が徐々に近づいてきたように思います。急性期疾患に対応し，ある程度落ち着いた状態で回復期，慢性期の病院へ送り出すという作業から，今度は急性期から転院して来られた患者さんを家あるいは施設へと送り届けることができる病院にシフトしたので，当然と言えば当然なのですが，僕の中では"町医者"デビューでした。

　はじめは何をやろうかと考えました。循環器医師でできることといえば心エコー検査ぐらいのものでしたが，それから睡眠時無呼吸症候

群の勉強会に参加し，当院でも導入し，HOT 関連の仕事ができるようにしました。それからは当たり前ですが，循環器以外の仕事が徐々に増えてきました。

　当院が回復期リハビリテーションを開設して 2 年目ぐらいの状況で帰ってきました。リハビリテーションに関しても無知で循環器からは少し離れた領域のことだったように思われます。その後，心臓血管リハビリテーションというのが出てくるのですが，私自身も専門医とまではいわなくても認定医ぐらいはということで，認定医試験を受けることにしました。勉強を始めるとさあ大変。循環器領域はまだ普通に勉強できるのですが，整形外科領域と脳外科領域。割合でいうと，整形外科と脳外科で 4 割 4 割，内科は 2 割です。学生時代の記憶を引っ張り出しながら，問題集や過去問などであれこれ勉強しながらどうにかこうにか合格。試験会場で整形外科の先生たちが「楽勝だったね」と言っていたのを覚えています。貴方たちはそうでしょうねと思いながら，とりあえず認定医をゲットしました。それからはせっかく取った資格ですから，リハビリテーション学会の地方会やら総会などに出席してトピックスや整形外科領域の最近の治療などを拝聴しに出かけております。とはいえ，循環器の私にとってはとても難しく，実際日常臨床では整形外科の先生方やリハビリのスタッフに教えてもらいながら助けてもらっているのが現状です。

　故・小松晃先生が立ち上げた愛媛ターミナル研究会。現在は愛媛緩和ケア研究会として，松山ベテル病院院長の中橋恒先生が会長として，愛媛の緩和ケアの啓蒙活動に頑張られておられる会ですが，看取りを多く経験する中で，自分も少し勉強してみようということで参加させていただきました。これまた僕の中では経験したことのない領域の医療であり，目からうろこの話ばかり。参加するたびにいろいろな

職種のいろいろな立場の方の想いに触れることができ，有意義に時間を過ごすことができているように思います。いつの間にやら，形ばかりの副会長になっておりますが，日々の忙しさに負けてしまい，積極的に参加することも難しく，中橋会長のお役には立てないままずるずると時間が過ぎているように思います。

　平成19年に美須賀病院に来てからは少しずつ，確実に変化しながら今に至っているように思います。1つは川嶋みどり先生との出会いでしょう。看護部（主に総師長ですが）の頑張りで，あの川嶋先生が当院で講演をされる機会を得て，「て・あーて」をはじめ，看護の基本である寄り添う看護というのでしょうか，医師もそうですが，患者さん家族に対する姿勢のようなものを教えていただいたように思います。

　次は「ノーリフト」でしょう。当院スタッフの高齢化とともに腰を痛めるだけでなく，サービスを受けている患者さんにも負担がかかっているということを知り，勉強会を開いては，よりいいサービス提供が行える，かつ当院スタッフを守るツールを導入できたことも大きな変化だったように思います。

　そして，インドネシアのスタッフ導入。事務局長である井上さんのおかげで，看護補助者不足問題もインドネシアから技能実習生を招き入れることができております。彼女たちには当院の介護を助けてもらっています。現在も8名の方が来てくれています。みんな逞しくて，しかも素直ないい人ばかりです。日本での生活に慣れていただくように，生活支援を担当する大澤師長はじめ多くのスタッフの協力で続けることができているのだと思います。

　医師の入れ替わりとともに当院のカラーも少しずつ変化をしてきました。整形外科・伊藤先生の退職，その後，来ていただいた整形外科

の先生方，元副院長の田中先生の体調不良時から白岡先生にもきていただき，大学病院にも非常勤の先生方を出していただき，本当にいろんな先生方に助けていただいてきました。

　現在スタッフは200人の大所帯で今の美須賀病院を守ってくれています。これまでに多くの出会いと別れがありました。もっといろいろ勉強がしたいと大きな病院へ移っていった人や当院でいろいろ経験をしてみたいときてくれる方。体調を崩して辞められた方，看護師だけではなく事務の方，薬剤師，医師もそうですが，多くの方との出会いと別れがありました。そのときそのときの美須賀病院を形づくってきて，今の美須賀病院があるのだと思います。

　私はといえば，多くの経験を積ませてもらっています。リハビリテーション目的で転院されてくる方々は多くのリスクも抱えている方ばかりであり，内科的な治療を行わなければリハビリテーションが継続できない方も多いです。循環器に限らず，糖尿病，喘息，悪性疾患，クローン病や腎不全。もう何でもござれです。長年勤められていた外科・窪園先生の退職とともに，褥瘡の担当医師にも。本を買って，ネットでいろいろ調べながら，でも実際は看護師の方々とも相談しながら処置指示を出させてもらっています。外科の先生の退職後，当院での胃瘻造設を星加先生が引き受けてくださり，"助手"として胃カメラ持ち係で参加させていただいております。かなり昔ですが，市立宇和島病院時代に数回持ったことがある程度の胃カメラ。じつに26年ぶりに持つ胃カメラと悪戦苦闘しつつ，どうにかよい視野を確保しようと頑張っております。もう"何でも屋"です。星加先生からはカメラ操作が上手になってきたねとお褒めの言葉をいただいて，喜んでおりますが。

　振り返ってみると本当にいろんな方々に助けてもらい，そのときそ

のときの美須賀病院の実情に合わせ成長してきたのではないかと思います。平成19年の自分よりはあれこれできるようになっているのかなとは思いますが，今もいろいろ経験を積みながら，激しい変化に目を白黒させながらどうにかこうにか日々の診療を行っております。

　回復期リハビリ病棟の専従医として当初から頑張ってくださっている藤堂先生，『オン・ナーシング』に原稿を寄せられている通り，患者さんを診る目が温かい。生活をしっかり見据えられ，リハ栄養にも積極的に取り組んでくださっています。CT，MRI等の読影を細かくしてくださっている放射線科の守谷先生に助けられることも多いです。そして，整形外科の沖永先生も仲間に迎えることができました。80歳を迎えた田中・小松両医師は今も現役で助けてくれています。田中先生のユーモアと優しさ。小松紀子先生の深みのある人の想いをくみ取る優しい言葉。まだまだお二方の足元にも及びませんが，日々精進しなければと思いつつ，痩せたり太ったりのお腹をさすりながら，患者さんと向き合い寄り添い，"いい町医者"を目指したいと思っています。

　とめどもない話になってしまいましたが，コーヒーブレイク程度に読んでいただければ幸いです。

あとがき

　『オン・ナーシング』（看護の科学新社刊）の創刊号から美須賀の取り組みをさまざまな職種のさまざまな人たちが書いてくれました。また単行本化にあたり，遠く埼玉から実習に来てくれた朝霞准看護学校の皆さんの実習風景（『オン・ナーシング』第8号収載）の掲載許可をいただきました。さらに院内はもとより，各方面から美須賀を語り，応援原稿を寄せてくれた仲間がいます。おかげさまで，バラエティに富んだ内容になったと思います。ありがとうございました。

　思えば川嶋みどり先生に美須賀病院に来ていただいてから何年経ったでしょう。当時は，退職の置き土産にと計画した川嶋先生の講演会でした。それが御縁で「て・あーて塾」に参加し，帰院してからすぐに「て・あーて」を患者さんに実践し，「て・あーて塾」の講師だった窪田静先生にノーリフティングケアの指導をお願いし，導入しつつ，熱布バックケアの研修に上京し，実践してきました。退職の置き土産のつもりだった私は，退職の機会を失い，現場にどっぷりつかっています。

　実習に来た今治看護専門学校のレギュラーコースの1年生が「他の病院では体験することができない『て・あーて』や『熱布バックケア』『ノーリフティングケア』体験を通して，その効果を感じることができ，とても貴重な経験ができた。ノーリフティングケアや，て・あーて，熱布バックケアを患者さんに実施し，これらの体験を通して，手で触れる看護の大切さ，援助を通して小さな変化に気づいたり，患者さんと介護者両者の体を守り，安全で安楽に援助を行うことの大切さに気づくことができた。美須賀病院での実習で学んだことは

他にもたくさんあり，特に印象に残ったことは，看護師の患者さんに対する姿勢，観察視点，気遣いすべてが信頼関係へと結びつくということだ」と感想を述べてくれました。学生たちは柔らかい頭で学んでくれます。これからも伝え続けたいと思います。

　年明けに退職願が提出されました。1人はご主人の勤務地に自宅を建築中とのことで通勤は難しい距離にありますので，仕方ありません。1人はキャリアアップがしたいとのことでした。看護界は，認定看護師，看護師特定行為，そして，DNP（Doctor of Nursing Practice）と華やかです。DNPとは，よりよい看護実践のために既存のエビデンスを最大限に活用できる看護師の養成を目指す博士課程であり，高度実践看護師の最高学位だそうです。看護はどこに向かっているのでしょう。

　取り組みを通じて仲間になってくれた人たちもいましたが，残念ながら離れていく人もいます。キャリアアップを希望する看護師のように，手を使う看護より，救命救急や高度医療の介助のように複雑な医療行為の介助がしたい看護師もいるようです。個人の人生なので，ほぼ止めません。後悔のないように挑戦してほしいと思います。残った仲間でスクラム組んで美須賀看護を守っていくしかないと思います。日々，人手不足で忙しい現場ですが，持ち前の明るさと元気で乗り切りたいと踏ん張っています。

　まだまだ，発展途上のチーム美須賀です。今後とも変わらぬご指導をお願いします。最後になりましたが，素敵な本をつくってくださった，看護の科学新社社長濱崎浩一さん，イラストの埜口琴理さんに深く感謝申し上げます。多くの人が手に取って下さることを願って……。

　令和6年4月吉日

編集責任者

美須賀病院　総師長　　重見美代子

［初出］
『オン・ナーシング』創刊号〜第9号連載，掲載論文・記事を
もとに，書下ろし原稿を加え再構成

生きる力を支えるケア
チーム美須賀の挑戦

2024年6月15日　初版第1刷 ©

編　者：重見美代子

発行者：濱崎浩一

発行所：株式会社看護の科学新社
　　　　https://kangonokagaku.co.jp
　　　　〒161-0034　東京都新宿区上落合2-17-4
　　　　TEL03-6908-9005

印刷・製本：スキルプリネット
ISBN978-4-910759-27-2 C3047
©Miyoko Shigemi Printed in Japan

落丁・乱丁などの不良品はお取替えいたします。